Michael Elies, Eckard Krüger, Annette Kerckhoff

Was tun bei Osteoporose

„Die Osteoporose ist aber
ein stiller und konsequenter Dieb,
der über viele Jahre unerkannt bleibt,
bis Knochenbrüche aus geringsten Anlässen
ihn schließlich verraten."
Reiner Bartl (2011)

Was tun bei

Osteoporose

Vorbeugung und Selbsthilfe

Michael Elies
Eckard Krüger
Annette Kerckhoff

KVC | VERLAG

KVC Verlag | NATUR UND MEDIZIN e. V.
Am Deimelsberg 36, 45276 Essen
Tel.: (0201) 56305 70, Fax: (0201) 56305 60
www.kvc-verlag.de

Elies, Michael; Krüger, Eckard; Kerckhoff, Annette
Was tun bei Osteoporose – Vorbeugung und Selbsthilfe

Wichtiger Hinweis: Für Angaben über Dosierungsanweisungen und Applikationsformen kann vom Verlag keine Gewähr übernommen werden. Jede Dosierung oder Applikation erfolgt auf eigene Gefahr des Benutzers. Geschützte Warennamen (Warenzeichen) werden nicht besonders kenntlich gemacht.

ISBN 978-3-945150-04-7

FSC www.fsc.org
MIX
Papier aus verantwortungsvollen Quellen
FSC® C116225

klimaneutral
natureOffice.com | DE-574-875497
gedruckt

Umschlaggestaltung: eye-d Designbüro, Essen
Druck: Union Betriebs-GmbH, Rheinbach

Inhalt

III. Die konventionelle Behandlung

IV. Ganzheitliche Vorbeugung der Ostroporose

V. Selbsthilfe bei Osteoporose

Anhang

Einleitung

Osteoporose ist die häufigste Knochenerkrankung im Alter. Die Weltgesundheitsorganisation (WHO) zählt sie sogar zu den zehn wichtigsten Volkskrankheiten. Nach Angaben des Kuratoriums Knochengesundheit sind in Deutschland 26 % der Bevölkerung über 50 Jahren von Osteoporose betroffen, insgesamt 7,8 Millionen Menschen: 6,5 Millionen Frauen und 1,3 Millionen Männer. Aufgrund des demografischen Wandels werden in zehn Jahren knapp 40 % der Bevölkerung über 50 Jahren betroffen sein.[1]

Bei vielen Menschen herrscht Unsicherheit über diese Krankheit, über eine sinnvolle Vorbeugung wie auch über die Behandlung. In medizinischen Veröffentlichungen für Laien kursieren unterschiedliche Meinungen, mindestens genauso viele verschiedene Empfehlungen gibt es. Und die Pharmaindustrie sowie die Produkthersteller von Nahrungsergänzungsmitteln wittern, überspitzt formuliert, ein gutes Geschäft.

Der wichtigste Schritt, um Osteoporose vorzubeugen oder auch zu behandeln, ist es, die

---

[1] Quelle: www.osteoporose.org

Krankheit besser zu verstehen – ihre Risikofaktoren und die verschiedenen Methoden zur Vorbeugung und Behandlung. Denn das **eine** Heilmittel, die **eine** Strategie gibt es nicht.
In diesem Ratgeber möchten wir Sie über Krankheitsbild, Risikofaktoren und daraus resultierende Vorbeugungsmaßnahmen wie auch über bewährte naturheilkundliche Maßnahmen informieren. Nutzen Sie sie – für starke Knochen und ein gesundes Alter!

* * *

Wir möchten an dieser Stelle auf die Buchveröffentlichung von Reiner Bartl hinweisen, die Orientierung für unseren Ratgeber geliefert hat und dem interessieren Laien als weiterführende Literatur dienen mag.

Bartl, R.: *Osteoporose*. Prävention, Diagnostik, Therapie. Stuttgart: Thieme Verlag, 4. Auflage 2010

Wichtige Adresse:

Kuratorium Knochengesundheit e. V.
Leipziger Straße 6, 74889 Sinsheim
Tel: 07261/9217 0
www.osteoporose.org

I. Grundlagen: Die Knochen

1. Anatomie der Knochen

Elastizität und Festigkeit

Unsere Vorstellung von menschlichen Knochen ist in aller Regel von der einfachen, geradezu mechanischen Idee geprägt, dass Knochen feste, starre Stützen unseres Körpers sind, die sich wenig oder gar nicht verändern. Diese Vorstellung ist falsch. Knochen, auch wenn sie hart und unbeweglich erscheinen, bestehen aus lebendigem Gewebe, in dem ein ständiger Auf-, Um- und Abbau stattfindet. Die Elastizität der Knochen schützt sie vor Brüchen, die ständige Erneuerung hilft unserem Skelett, mit den sich permanent ändernden Anforderungen zurecht zu kommen. Sein besonderer Aufbau sorgt dafür, dass der Knochen gleichzeitig enorm belastbar und doch sehr leicht ist. Stahlstäbe von vergleichbarer Größe würden das Vier- bis Fünffache wiegen und doch nicht die Stabilität von Knochen aufweisen.

Wie aber wird dieses besondere Verhältnis von Festigkeit und Elastizität im Knochen garantiert?

Unsere Knochen bestehen zu etwa 20 % aus Wasser, zu etwa 25 % aus Knochenzellen (Eiweiße, Kollagen) und Knorpel und zu etwa 55 % aus Mineralien und Salzen. Diese Mineralsalze sorgen für die Festigkeit der Knochen. Sie sind dafür verantwortlich, dass Knochen auf dem Röntgenbild sichtbar werden. Tatsächlich sind Knochen mit die wichtigsten Speicher für Mineralien: Sie lagern Kalzium, Phosphat und Magnesium ein. Kommt es zu einem Mineraliendefizit im Körper, wird dieser Speicher in den Knochen angegriffen.
Die Elastizität der Knochen wird durch die Eiweiße gewährleistet, vor allem durch das Kollagen. Kollagen ist vor allem im Bindegewebe des Menschen enthalten, zu dem Sehnen, Bänder, Knorpel, Knochen und Haut gehören.

Entstehung und Entwicklung

In der Entwicklung des Menschen im Mutterleib entstehen Knochen entweder direkt aus dem Bindegewebe oder aus Knorpelgewebe. Zu Beginn sind sie weich und werden erst mit der Zeit immer härter. Hart werden die Knochen durch die Einlagerung der Kalksalze in die Kollagenfasern.

Ähnlich läuft der Prozess nach Knochenbrüchen ab. Aus der Bruchstelle entwickelt sich zunächst Bindegewebe (Kallus), daraus dann Knochengewebe. Auch hier werden die Mineralsalze nach und nach in das Bindegewebe eingelagert.
Dieser Mechanismus ist etwas Besonderes und verdient Beachtung: Denn während nach einer Hautverletzung in aller Regel eine Narbe zurückbleibt, die sich von der normalen Haut in ihrer Beschaffenheit und Funktion unterscheidet, ist der Körper in der Lage, beim Knochen wieder funktionsfähiges und in der Regel unauffälliges Knochengewebe aufzubauen. Ein segensreicher Mechanismus der Natur! Bei komplizierten Brüchen nutzen Ärzte diese Fähigkeit des Knochengewebes: Man kann Knochenstücke des Patienten selbst transplantieren, um im Verletzungsbereich die Knochenbildung neu in Gang zu bringen.

Aufbau und Struktur

Es gibt verschiedene Knochenformen, die wichtigsten sind Röhrenknochen und platte Knochen. Röhrenknochen sind Knochen, wie man sie sich klassischerweise vorstellt: Sie sind lang und haben verdickte Enden. Oberschenkelknochen, die Knochen am Arm, die Rippen oder das Schlüsselbein werden beispielsweise zu den Röhrenknochen gezählt. Das Brustbein, die Beckenschaufeln, der Schädel oder das Schulterblatt gehören zu den platten Knochen.

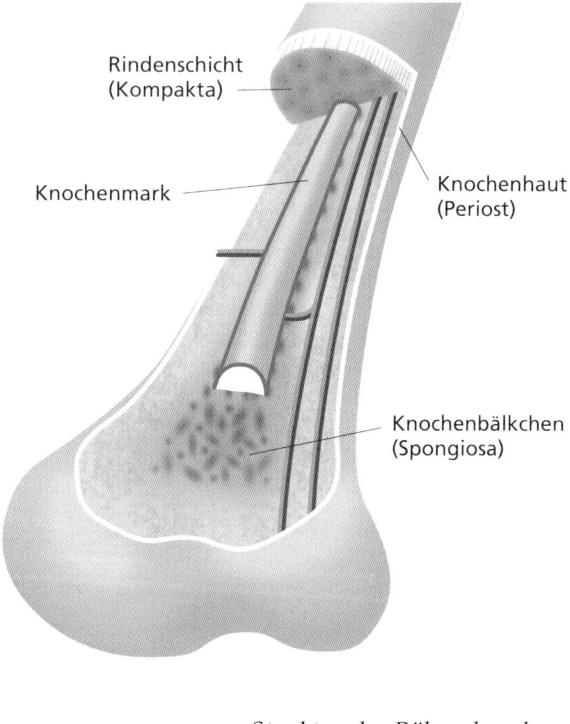

Struktur des Röhrenknochens

Die verdickten Enden der Röhrenknochen werden als **Epiphysen** bezeichnet. Zwischen ihnen befindet sich der **Knochenschaft**. Die Enden der Epiphysen sind mit Knorpel überzogen, um eine – im wahrsten Sinne des Wortes – reibungslose Bewegung im Gelenk zu gewährleisten.
Die äußere Knochenschicht ist die Rindenschicht (**Kompakta** oder Kortikalis), die in ihrer Struktur dicht und fest ist. Die Kompakta ist von einer äußerst festen Bindegewebsschicht umgeben, der Knochenhaut (**Periost**), welche Blutgefäße enthält und sehr dicht mit Nervenenden versehen ist – dies macht den Tritt vor das Schienenbein so schmerzhaft!
Außen am Knochen setzen die bindegewebigen Stränge der Sehnen und Muskeln an. Erst diese Funktionseinheit zwischen Muskeln, Sehnen und Knochen erlaubt die Kraftübertragung auf den Knochen. Darüber hinaus bringt der Zug an der Knochenhaut Leben und Stoffwechsel in diese eher stoffwechselträgen Gewebe.
Im Inneren der verdickten Enden der Röhrenknochen und der platten Knochen ist die Struktur des Knochengewebes im Vergleich zur Rindenschicht lockerer, geradezu schwammartig. Man spricht von Knochenbälkchen oder **Spongiosa**.

Die lockere Struktur der Spongiosa dient dazu, Gewicht einzusparen. Sie ist netzwerkartig aufgebaut, entspricht dabei genau den auf diesen Knochen einwirkenden Zug- und Druckbelastungen und sorgt somit trotz ihrer „Leichtbauweise“ für große Stabilität. Im Inneren des Knochenschaftes schließlich ist der Knochen hohl. Hier befindet sich das Knochenmark.

Ernährung des Knochens

Die Ernährung des Knochens erfolgt von der Knochenhaut aus. Blutgefäße ziehen sich von hier aus durch so genannte „Volkmann-Kanäle“, die senkrecht in den Knochen hinein zu Zentralkanälen („Havers-Kanäle“) verlaufen. Aus diesen Blutgefäßen treten Nährstoffe und Sauerstoff in die Knochenzellen über. Die Abbauprodukte des Knochens werden auf dem gleichen Wege abtransportiert.

2. Der Knochenstoffwechsel

Auf- und Abbau des Gewebes

Das Knochengewebe befindet sich in einem ständigen Auf- und Abbau. Die aufbauenden Zellen heißen **Osteoblasten**. Sie sind für das Längenwachstum der Knochen in der Kindheit und Jugend zuständig. Es hat einen Einfluss auf die „Knochengesundheit“ des ganzen Lebens, wie die Knochen in der Kindheit und Jugend aufgebaut werden. Mit Sorge werden daher der bei vielen Kindern zunehmende Bewegungsmangel, die fehlerhafte Ernährung oder das Rauchen von Jugendlichen beobachtet, Faktoren also, durch welche die Knochen nicht optimal aufgebaut werden. Nach der eigentlichen Wachstumsphase sind die Osteoblasten für den Erhalt des Knochengewebes zuständig. Sie bilden die so genannte Knochenmatrix, die durch die Einlagerung von Mineralsalzen mit der Zeit verkalkt.

Die Gegenspieler der Osteoblasten sind die **Osteoklasten**, die den Knochen abbauen.

Im Knochen selbst finden sich die **Knochenmarkzellen**, die der Blutbildung dienen. Hier entwickeln sich sowohl die Osteoblasten als auch die Osteoklasten. Um die Knochengesundheit zu gewährleisten, müssen Osteoblasten und Osteoklasten in einem Gleichgewicht stehen. Genau hier setzt das Problem der Osteoporose an: Bei dieser Erkrankung wird aus vielen verschiedenen Gründen mehr Knochensubstanz ab- als aufgebaut. Denn der Knochenstoffwechsel hängt, wie Sie auf den folgenden Seiten sehen werden, eng mit anderen Organsystemen und mit der Lebensweise zusammen. Es gibt Faktoren, die den Knochenabbau fördern, aber auch Faktoren, die den Knochenaufbau unterstützen.

Bei der Vorbeugung einer Osteoporose geht es also darum, aktiv dazu beizutragen, dass die Waage zwischen Osteoblasten und Osteoklasten im Lot bleibt bzw. wieder ins Lot gerät. Dies ist auch der Grundsatz der Osteoporose-Therapie: den Knochenaufbau zu unterstützen – und den Knochenabbau zu stoppen oder wenigstens zu verlangsamen.

Belastbarkeit des Knochens

Ein wichtiges Merkmal der Knochengesundheit ist die Belastbarkeit oder Festigkeit des Knochens. Sie setzt sich zusammen aus der Knochendichte und der Knochenqualität. Die Knochenqualität umfasst sowohl die Knochenstruktur als auch die Knochendynamik. Die Knochenstruktur beschreibt die Architektur der Knochenbälkchen, die dicht, fest und stabil oder – im Falle der Osteoporose – spärlich, dünn und brüchig sein können. Darüber hinaus beschreibt die Knochenstruktur das Verhältnis von Knochenbälkchen (Spongiosa) zur Rindenschicht (Kompakta). Mit Knochendynamik ist die Geschwindigkeit des Knochenstoffwechsels gemeint. Diese beschreibt vor allem das Verhältnis von knochenaufbauenden zu knochenabbauenden Prozessen.

Einflüsse auf Knochenauf- und -abbau

Der Knochenstoffwechsel, der Knochenauf- und -abbau sind eng mit anderen Organsystemen und Faktoren verbunden.

Hormone

Der Knochenstoffwechsel ist z. B. eng mit dem Hormonstoffwechsel verbunden. Hormone wie das Östrogen fördern den Knochenaufbau und hemmen gleichzeitig den Knochenabbau. Daher kommt es bei Frauen nach den Wechseljahren, in der Menopause, wenn weniger Östrogen produ-

ziert wird, eher zu einem Knochenabbau. Das Wissen um diesen Zusammenhang von Östrogen und Knochenstoffwechsel führte dazu, dass Östrogengaben als Therapie gegen Osteoporose eingesetzt wurden („Hormonersatztherapie"). Allerdings – so weiß man heute – geht diese Therapie auch mit unerwünschten Nebenwirkungen einher: Die Östrogentherapie erhöht das Risiko, an Brustkrebs oder tiefen Beinvenenthrombosen zu erkranken (was wiederum das Risiko einer Lungenembolie erhöht), so dass diese Therapie nur noch nach Einzelfallprüfung durchgeführt werden sollte.
Das männliche Geschlechtshormon Testosteron fördert vor allem den Knochenaufbau. Auch andere Hormone haben indirekt einen Einfluss auf den Knochenstoffwechsel, so z. B. das Parathormon aus der Nebenschilddrüse oder das Calcitonin aus der Schilddrüse.

Vitamine und Mineralien

Auch zahlreiche Vitamine sind für den Knochen- und den Kollagenstoffwechsel erforderlich. Zu ihnen gehören insbesondere die Vitamine A, B6, B12, C, D und K (siehe auch Tabelle „Vitamine und Spurenelemente" im Anhang, S. 94).

Das wichtigste Vitamin, das man im Hinblick auf den Knochenaufbau kennen sollte, ist das **Vitamin D**, das insbesondere für den Kalziumstoffwechsel eine Rolle spielt.
Unter dem Begriff „Vitamin D" wird eine Gruppe von fettlöslichen Vitaminen zusammengefasst. Vitamin D wird dem Körper nur zu einem Teil über die Nahrung zugeführt. Der weitaus größere Teil wird unter Sonnenlicht vom Körper selbst in der Haut gebildet. Hierbei hängt die gebildete Menge Vitamin D direkt mit der Fläche der Haut zusammen, die von der Sonne beschienen wird. Halten wir uns zu selten in der Sonne auf – und das trifft viele Menschen gerade in der nördlichen Halbkugel, insbesondere, wenn sie wenig im Freien sind – und/oder nehmen wir zu wenig Vitamin D mit der Nahrung auf, führt das zu einem verminderten Vitamin D-Spiegel. In der Folge kommt es zu einer verminderten Aufnahme von Kalzium im Darm, zu einem vermehrten Verlust von Kalzium über die Nieren und zu einer verringerten Einlagerung von Kalzium in die Knochen.
Vitamin K kontrolliert die Blutgerinnung und aktiviert den Knochenaufbau. Bei Vitamin K-Mangel kommt es zu einer vermehrten Blu-

tungsneigung. Chronischer Vitamin K-Mangel, wie er etwa unter der Einnahme von Blutgerinnungshemmern (z. B. Marcumar) erzeugt wird, führt zu einem erhöhten Osteoporoserisiko.

Auch ein Mangel der B-Vitamine erhöht das Osteoporoserisiko. **Vitamin B12** wird im Organismus zum Wachstum und zur Reifung von Blutzellen im Knochenmark benötigt. **Vitamin B6** beeinflusst den Knochenstoffwechsel, da es z. B. an der Kollagenbildung beteiligt ist. **Folsäure**, ebenfalls ein B-Vitamin, wird für die Zellbildung gebraucht. Vitamin B6, B12 und Folsäure sind zudem erforderlich, um Homocystein, eine im Stoffwechsel anfallende schwefelhaltige Aminosäure, die erhöht Risikofaktor für Gefäßerkrankungen und Osteoporose gilt, abzubauen.

Das wichtigste Mineral im Zusammenhang mit der Knochengesundheit ist **Kalzium**. Kalzium wird fast ausschließlich in Knochen und Zähnen gespeichert und übt dort eine wichtige Aufbaufunktion aus. Der Kalziumspiegel im Blut wird hormonell sehr fein reguliert, wobei hier, wie bereits beschrieben, Hormone aus Schilddrüse (Calcitonin) und Nebenschilddrüse (Parathormon) eine Rolle spielen.

II. Osteoporose

1. Kennzeichen der Osteoporose

Definition

Osteoporose ist eine Stoffwechselerkrankung des Skelettsystems, die durch den Verlust bzw. die Verminderung von Knochensubstanz und -struktur gekennzeichnet ist. Insbesondere die Feinstruktur oder „Mikroarchitektur" des Knochengewebes verschlechtert sich. Die Folge ist eine vermehrte Knochenbrüchigkeit.
Es gibt zahlreiche Einteilungen der Osteoporose nach Ausdehnung, Knochenumsatz, Alter und Geschlecht, Ursache, Schweregrad (insgesamt vier) und Knochenbefund. Sinnvoll ist die Unterscheidung in die primäre Osteoporose, die im fortgeschrittenen Lebensalter auftritt, und die sekundäre Osteoporose, die in Folge anderer Krankheiten oder auch Therapien auftritt.
Generell kann man die Osteoporose in zwei Stadien unterteilen:

- Im ersten Stadium, das als „präklinische" Osteoporose bezeichnet werden kann, ist zwar ein erhöhter Knochenabbau festzustellen, es ist jedoch *noch nicht* zu Knochenbrüchen gekommen.

– Im zweiten Stadium, der „manifesten Osteoporose“ kommt es zu Knochenbrüchen schon bei geringen Anlässen.

Die unterschiedlichen Stadien bedingen unterschiedliche Maßnahmen. Im Vorfeld der präklinischen Osteoporose geht es darum, die Abnahme der Knochendicht, so gut es geht, zu verhindern. Auch in diesem Ratgeber spielt die Vorbeugung eine große Rolle.

Im ersten Stadium, der präklinischen Osteoporose, hat sich die Knochendichte schon reduziert. So ist es wichtig, den weiteren Verlauf einzudämmen und dem zweiten Stadium vorzubeugen. Gleichzeitig muss nun, anders als bei noch intakter Knochenstruktur, das Risiko eines Bruchs stärker einkalkuliert werden. Dies gilt insbesondere mit Blick auf körperliche Aktivitäten.

Ist die Osteoporose weiter fortgeschritten, so hat die Vermeidung von Brüchen oberste Priorität.

Knochendichte und Knochenqualität

Als wichtiges Merkmal für eine Osteoporose wird in der Regel eine abnehmende Knochendichte genannt. Man spricht von einer Osteoporose, wenn die Knochenmineraldichte (DXA-Methode) um 2,5 Standardabweichungen (SD) unter dem statistischen Mittelwert gesunder prämenopausaler Frauen liegt (= T-Score) (Erläuterung der Begriffe auf S. 23 und 25).

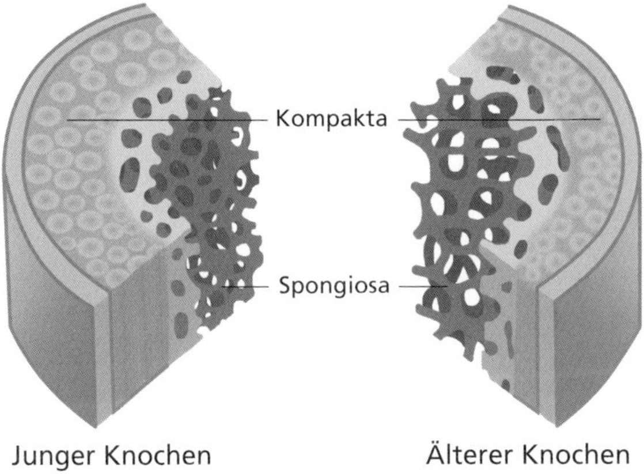

Knochendichte im Vergleich

Bitte bedenken Sie: Eine Abnahme der Knochendichte im Alter ist normal und möglicherweise sogar hilfreich, weil wir dadurch – unter Umständen – weniger Gewicht auf die Waage bringen, was für die Beweglichkeit bei einer abnehmenden muskulären Vitalität im Alter gut ist. Vielleicht ist es auch nur Ausdruck dafür, dass sich sämtliche Stoffwechselprozesse im Alter verlangsamen. Es könnte eventuell ein ganz natürlicher Prozess des Welkens seins, den wir in gewissen Grenzen natürlich beeinflussen können. Je weniger wir den Körper fordern, umso rascher nimmt die Trägheit des Stoffwechsels zu, und die Abbauprozesse greifen zügiger um sich. Die Natur ist da in einer fast grausamen Weise direkt und gradlinig: Was nicht in Gebrauch steht, wird zurück- oder abgebaut.

Wichtig zu wissen ist zudem: Osteoporose ist nicht allein eine Frage der Knochendichte, sondern auch der Knochenqualität, die im Grundlagenkapitel bereits beschrieben wurde und die viele andere Faktoren berücksichtigt: das Verhältnis von Kompakta (Rindenschicht) und Spongiosa, in welchem Umfang die Knochenzellen „vernetzt" und miteinander verbunden sind (was die Stabilität erhöht), ob und in welchem

Ausmaß es zu einer „Durchlöcherung“ der ohnehin schwammartigen Spongiosa kommt, in welchem Zustand die Knochensubstanz selbst ist, wie gut mineralisiert die Knochenmatrix ist, in welchem Umfang die Kollagenfasern in der Matrix miteinander verbunden sind – und wie es schließlich um die Reparaturmechanismen im Knochen bestellt ist.

Die **Knochendichte** (= Knochenmasse) ist nur *ein* Aspekt von Knochengesundheit.

Das Knochenbruchrisiko

Für die Frage, wie hoch das Knochenbruchrisiko des Einzelnen ist, spielt – neben Knochendichte und allgemeiner „Knochengesundheit“ – vor allem eine Rolle, wie hoch das Sturzrisiko ist. Das Sturzrisiko wiederum hängt davon ab, wie es um die Beschaffenheit des aktiven Bewegungsapparates (Muskulatur, Sehnen und Bänder) bestellt ist, wie gut die Koordination, der Gleichgewichtssinn und das Nervensystem (nervliche Steuerung des Bewegungsapparates) sind. Mit anderen Worten: Ein Mensch kann eine geringe Knochendichte haben, aber eine gute

Knochenqualität. Ein anderer hat neben der geringen Knochendichte auch eine schlechte Knochenqualität, ist jedoch gut trainiert, so dass es trotz schlechter Knochen nicht zu Stürzen oder Brüchen kommt, weil die Muskulatur gut trainiert ist, Koordination und Gleichgewichtssinn gut funktionieren.

Den Blick allein auf die Knochendichte zu werfen, ist sowohl für die konventionelle als auch für die naturheilkundliche Behandlung unzureichend. Es muss bei der Vorbeugung der Osteoporose um die Verbesserung des Knochenstoffwechsels, bei der fortgeschrittenen Osteoporose vor allem um die Verhütung von Knochenbrüchen gehen.

Symptome der Osteoporose

In aller Regel ist der Verlauf der Osteoporose schleichend. Sie macht sich erst bei fortgeschrittenem Verlauf mit Beschwerden und Frakturen bemerkbar. Symptome sind:

- Diffuse, nächtliche Schmerzen
- Spontanfrakturen bzw. Knochenbrüche, bei denen die Schwere der Verletzung nicht im

Verhältnis zu den Folgen steht, bei z. B. ein Rippenbruch bei einer Umarmung, oder ein Unterarmbruch bei einem Sturz

- Alarmzeichen ist oft ein erster Wirbelbruch, der zu akuten Rückenschmerzen führt.
- Bei fortgeschrittener Osteoporose kommt es zu anhaltenden Rückenschmerzen.
- Eine Verminderung der Körpergröße sollte ebenfalls als Hinweis auf eine mögliche Osteoporose gewertet werden. Bei einer deutlichen Verminderung der Körpergröße können sich am Rücken so genannte „Tannenbaumfalten" (abwärts nach unten verlaufende Falten) zeigen.

Bei spontan auftretenden Brüchen, akutem heftigem Rückenschmerz und Verminderung der Körpergröße sollte der Verdacht auf eine Osteoporose geprüft werden.

2. Diagnose

Verschiedene Diagnosemethoden

Häufig wird die Osteoporose erst bei Frakturen oder als Zufallsbefund diagnostiziert. Bei Verdacht auf Osteoporose erfolgt in der Regel folgendes Vorgehen:

Zunächst erhebt der Arzt die **Krankengeschichte** und nimmt eine **körperliche Untersuchung** vor. Bei der Krankengeschichte sind Fragen nach Medikamenteneinnahmen (z. B. Kortison, Säureblocker, Marcumar usw.) wichtig. Darüber hinaus ist bei Frauen der Verlauf der Menstruation und der Menopause genau zu erheben. Weiter werden das tatsächliche regelmäßige Bewegungsmaß und die Ernährung gezielt abgefragt und vergangene Knochenbrüche, deren Heilungsverlauf, die Mobilität und Schmerzsyndrome usw. erfasst. Bei der körperlichen Untersuchung spielen die Körpergröße und das Gewicht, die Haltung, die Beweglichkeit der Wirbelsäule, der Muskeltonus und das Hautfaltenrelief, aber auch die Schmerzempfindlichkeit eine wichtige Rolle.

In **Röntgenuntersuchungen** werden die Verluste der Knochenmasse erst deutlich, wenn sie schon relativ weit fortgeschritten sind. Auch zeigen Röntgenbilder Verformungen oder Einbrüche der Wirbelkörper, die auf eine Osteoporose hinweisen.

Die **Knochendichtemessung** (Bone Mineral Density Tests, BMD) gibt Aufschluss über die Knochendichte. Das gängigste Verfahren ist die DXA-Methode (Dual Energy X-ray Absorptiometry) an der Lendenwirbelsäule und/ oder der Hüfte, die auch vom Dachverband Osteologie empfohlen wird. Hinzuweisen ist darauf, dass ein niedriger DXA-Wert auch andere Ursachen haben kann als eine Osteoporose. Im nächsten Unterkapitel wird ausführlich auf die Knochendichtemessung eingegangen.

Ein Messverfahren für die eigentliche Knochenqualität müsste die dreidimensionale Struktur des Knochens abbilden. Dies ist derzeit lediglich mit speziellen und noch wenig verbreiteten **Computertomographen** möglich (Xtreme-CT).

Auch **Ultraschalluntersuchungen** werden teilweise in der Knochendichtemessung eingesetzt. Allerdings lässt sich bezüglich der Dichte mit dem Ultraschall keine verlässliche Aussage machen. Trotzdem ist der Ultraschall in der Knochenuntersuchung interessant, weil es z. B. mög-

lich ist, die Knochensteifigkeit zu beurteilen, die wiederum auf das Knochenbruchrisiko Rückschlüsse zulässt. Die Steifigkeit eines Knochens hat letztlich mit der Knochendichte nicht viel zu tun. Da der Ultraschall leicht einzusetzen ist und keine Strahlenbelastung mit sich bringt, könnte er auch zukünftig in der Abschätzung des Bruchrisikos an Bedeutung gewinnen.
Eine **Blutuntersuchung** gibt zusätzliche Hinweise. In der modernen Labormedizin gibt es verschiedene Laborwerte, die Rückschlüsse auf die Tätigkeit der Osteoblasten und der Osteoklasten erlauben. Beispielsweise liefert die Bestimmung der Knochen-AP (Alkalische Phosphatase oder Ostase), einem Enzym, das von den Osteoklasten freigesetzt wird, Hinweise auf den Knochenabbau. Die Ostase kann zur Beurteilung des Verlaufs einer Osteoporose-Behandlung mit herangezogen werden. Daneben liefert das Blutbild Hinweise auf weitere Erkrankungen und auf die Nierenfunktion.

Auch bei einem ganz „normalen“ Blutbild kann man den Vitamin D-Spiegel bestimmen lassen, um ein mögliches Defizit dieses Vitamins zu erkennen.

Die Knochendichtemessung

Man unterscheidet bei der Knochendichtemessung den T-Wert vom Z-Wert. Durch sie kann man herausfinden, wie sehr der Wert von einem gesunden jungen Körper (T-Wert) und einem ähnlich alten Körper (Z-Wert) abweicht. Der T-Wert kommt durch den Vergleich mit einer (gesunden) Durchschnitts-Person gleichen Geschlechts zwischen dem 20. und 30. Lebensjahr zustande. Der Z-Wert gibt Auskunft über den Vergleich zu einer Durchschnitts-Person gleichen Geschlechts und gleichen Alters.
Die DXA-Methode (Dual Energy X-ray Absorptiometry) an der Lendenwirbelsäule und/ oder der Hüfte ist das derzeit wissenschaftlich anerkannte Verfahren zur Knochendichtemessung. Zu beachten ist, dass durch diese Methode keine Aussage über die Knochenqualität gemacht werden kann.

Es ist wichtig, dass der Verlauf einer Osteoporose und damit auch die Kontrolle des Behandlungserfolges immer mit demselben Verfahren erfasst wird.

Verlaufsbestimmung

Es ist gut, dass es Messverfahren gibt, die eine Osteoporose von ihrem Ausmaß her bestimmen können. Zugleich dürfen wir nicht allzu leichtgläubig gegenüber den Messverfahren sein. Sobald wir einem Zustand Zahlen zuweisen können, scheint der Zustand eine andere Objektivität zu besitzen, was nicht immer zutreffend ist. Auch stellt sich aus naturheilkundlicher Sicht die Frage, ob T- oder Z-Wert die Lebensrealität „besser" abbildet. Letztlich haben solche Untersuchungen ihren Wert nicht so sehr durch die Angabe absoluter Zahlenwerte, sondern viel eher durch Verlaufsbestimmungen. Der Vergleich mit einer Messung aus der Vergangenheit bzw. einer Messung in einem oder zwei Jahren könnte viel eher Aufschluss über die Notwendigkeit eines raschen Einschreitens gegen eine drohende Osteoporose geben.

Ähnliche Krankheiten

Abgegrenzt werden muss die Osteoporose von der **Osteomalazie**, einer Störung in der Mineralisierung des Knochengewebes. Bei dieser Krankheit wird zu wenig Kalzium und Phosphor in die

Knochensubstanz eingelagert, es kommt zu einer „Knochenerweichung“. Die Symptome der Osteomalazie sind starke Knochenschmerzen im Beckengürtel, Empfindlichkeit des Brustkorbes beim Husten und Niesen, Größenverlust, Gehstörung („Watschelgang“), Deformationen von Brustkorb und Becken und Muskelschwäche. Therapiert wird die Osteomalazie vor allem durch hohe Gaben von Vitamin D.

Auch gegenüber **Knochentumoren** muss eine Abgrenzung stattfinden. Jedes Karzinom und jedes Sarkom können im Knochenskelett – und hier vor allem in der Wirbelsäule – Metastasen bilden, bei denen es zu Knochenverdichtungen oder zur Zerstörung des Knochens kommt.

3. Ursachen und Risikofaktoren

Risikogruppen

Es gibt verschiedene Risikofaktoren für die Osteoporose. Je nachdem, ob man von diesen Risikofaktoren betroffen ist, haben manche Menschen ein höheres Risiko, an Osteoporose zu erkranken, als andere. Deshalb kann es – je nach Vorgeschichte und Umständen – variieren, in welchem Alter man eine Osteoporose abklären sollte:

- Frauen ab 70 Jahren und Männer ab 80 Jahren, wenn keine weiteren Risikofaktoren oder Auffälligkeiten vorliegen.
- Frauen ab 60 und Männer ab 70 Jahren mit folgenden Risiken, die sich direkt auf den Knochenstoffwechsel auswirken können: Untergewicht, Nikotinkonsum, vorliegende Frakturen, Oberschenkelhalsbruch von Vater oder Mutter, mehr als zwei Stürze im Jahr ohne äußeren Anlass, Immobilität.
- Frauen und Männer, bei denen sich eine sekundäre Osteoporose aufgrund folgender Erkrankungen oder Medikamenteneinnahmen entwickeln könnte: Geschlechtshormonmangel, Überproduktion von Cortisol, Überfunktion der Nebenschilddrüse, Schild-

drüsenüberfunktion, chronische Nierenfunktionsstörung, insulinpflichtiger Diabetes, Laktoseintoleranz, Zöliakie, operative Entfernung von Teilen des Magens und/ oder des Dünndarms, Magersucht, chronisch entzündliche Darmerkrankungen, entzündlich rheumatische Erkrankungen, bestimmte Formen von Brust- und Prostatakrebs. Auch Medikamente können eine Osteoporose begünstigen. Daher sollten Menschen eine Osteoporose abklären, wenn sie Antiepileptika, Glitazone oder über mehrere Monate Glucocorticoide einnehmen. Manche Medikamente wie z. B. Schlafmittel oder Antidepressiva können Stürze begünstigen.
- Frauen und Männer jeden Alters, die sich im Rahmen einer alltäglichen Situation bereits einen oder mehrere Wirbelkörper gebrochen haben.

Beeinflussbare und nicht-beeinflussbare Risiken

Die Risikofaktoren der Osteoporose können in beeinflussbare und nicht-beeinflussbare Risiken unterschieden werden.

Nicht zu beeinflussen sind **Lebensalter, Geschlecht** und **genetische Veranlagung**.
Die Knochendichte und -qualität sind zum einen genetisch mitbestimmt, aber auch Bewegung und Ernährung in der Kindheit und Jugend sind wichtige Größen für den in diesem Alter erfolgten Knochenaufbau.
Im Alter von 25 bis 30 Jahren verfügt man über die maximale Knochendichte. Nach dem 35. Lebensjahr wird der Knochen mehr ab- als aufgebaut, zu diesem Zeitpunkt noch unabhängig vom Geschlecht. Anders sieht dies nach der Menopause der Frau aus. Jetzt verliert die Frau deutlich mehr Knochensubstanz als der Mann. Dies liegt vor allem am Östrogenmangel, der mit den Wechseljahren zunimmt. Bei einem frühen Einsetzen der Wechseljahre bzw. nach operativer Entfernung der Eierstöcke und Gebärmutter steigt das Osteoporoserisiko zusätzlich. Generell steigen das Osteoporose- und Frakturrisiko mit dem Lebensalter.
Beeinflussbare Faktoren einer Osteoporose sind:
- Bewegungsmangel
- Ernährungsfehler
- Alkoholkonsum
- Rauchen

- Kalzium- oder Vitamin D-Mangel
- Mangelnde Lichtexposition
- Untergewicht

In gewissem Umfang beeinflussbar sind:
- Vorangegangene Knochenbrüche
- Hormonmangel
- Andere Erkrankungen
- Einnahme der Medikamente

Betrachten wir die beeinflussbaren Faktoren genauer.

Bewegungsmangel

Der wohl entscheidendste Faktor für die Entwicklung einer Osteoporose ist der Bewegungsmangel. Denn wenn man sich nicht bewegt, wird der Knochen nicht aufgebaut, nicht ernährt. Mehr noch: Bei körperlicher Inaktivität werden Knochen- und Muskelgewebe abgebaut, wie nach Bettlägerigkeit, Lähmungen etc. deutlich erkennbar ist. Dramatisch wird dies, wenn Patienten mit Osteoporose nach einer Fraktur liegen. Daher wird heute ein langes Liegen nach Brüchen vermieden.

Ernährungsfehler

Werden nicht genug Nährstoffe aufgenommen – zum einen, weil sie nicht zugeführt werden, zum anderen, weil sie nicht vom Darm resorbiert werden können – kommt es zu einer **Minderversorgung**. Durch schlechte Essgewohnheiten und Fast-Food ist eine Situation der gleichzeitigen Über- und Fehl- bzw. Mangelernährung gegeben, die uns vor besondere Herausforderungen stellt. Dies führt dazu, dass für den Knochenstoffwechsel wichtige Nährstoffe fehlen, vor allem Kalzium und Vitamin D. Ausführlich wird auf die Ernährungsfrage (tierische und pflanzliche Kalziumlieferanten) auch in Kapitel IV eingegangen.

i Meiden Sie Phosphate, die in Softdrinks, Fertiggerichten, Schmelzkäse, vielen Wurstsorten etc. enthalten sind. Sie binden das Kalzium, es steht dem Organismus dann nicht mehr zur Verfügung.

Zucker wird von dem Osteoporose-Experten Rainer Bartl als wahrer „Knochenfresser" beschrieben: „Es ist (...) nicht verwunderlich, dass gesunde Zähne und stabiler Knochen viel häufiger in Ländern mit niedrigem Zuckerbrauch gefunden werden." (Bartl 2010: 68). Bartl weist darauf hin, dass für die Verstoffwechselung von Zucker wertvolle Nährstoffe wie z. B. Kalzium verbraucht werden und Zucker die Kalziumaufnahme im Darm behindert.

Wer mehr als vier Tassen schwarzen **Kaffee** täglich trinkt, tut seinen Knochen keinen Gefallen, da Kaffee die Kalziumaufnahme in den Knochen hemmt. Zum Wohle der Knochengesundheit ist es ratsam, es täglich bei zwei Tassen Kaffee zu belassen.

Über **schwarzen Tee** gibt es unterschiedliche Hinweise. Gerade **grüner Tee** scheint dagegen eher mit einem verminderten Schenkelhalsfrakturrisiko einherzugehen und ist der Knochengesundheit daher zuträglich!

Alkohol

Hoher Alkoholkonsum geht oft mit einer Leberschädigung einher, ebenso mit Mangelernährung – was wiederum den Knochen schadet. Die Mangelernährung beim Alkoholismus kommt einerseits von einer insgesamt selbst-vernachlässigenden Lebenshaltung. Andererseits schädigt der Alkohol auch die Magenschleimhaut mit dem Resultat einer krankhaft verringerten Ausschüttung von Magensäure. Wir benötigen die Magensäure aber, um das Kalzium aus den Eiweißverbindungen herauszulösen und für den Körper verfügbar zu machen. In der Leber wird darüber hinaus das Vitamin D aktiviert, das für den Knochenaufbau unerlässlich ist.

i 0,2 Liter Wein oder 0,5 Liter Bier für Männer und 0,1 Liter Wein oder 0,25 Liter Bier für Frauen gelten als vertretbare „Tagesration". Zwei Tage in der Woche sollte man auf Alkohol ganz verzichten.

Rauchen

Das Rauchen ist in Reiner Bartls Worten „Knochenterrorist Nr. 1". Dabei handelt es sich um einen weitläufig unterschätzten Risikofaktor: In erster Linie denkt man beim Rauchen an die Gefahr für Lunge, Herz und Blutgefäße. Aber das Rauchen beeinträchtigt auch den Knochenstoffwechsel, vermutlich insbesondere durch die beim Rauchen eingeschränkte Durchblutung des Knochens.

Annette Kerckhoff, Andreas Michalsen: *Was tun zur Raucherentwöhnung*. Essen: KVC Verlag, 2. Auflage 2014

Untergewicht

Eine gute Nachricht für alle Normalgewichtigen: „Dünne Frauen, dünne Knochen" ist ein Ausspruch, den Osteoporose-Experten gerne zitieren und der durch Studien bestätigt wird. Untergewichtige Frauen leiden häufiger an Knochenfrakturen. Ein BMI (Body Mass Index) unter 20 sollte vermieden werden, da hier das Risiko für Frakturen verdoppelt ist.

Der BMI setzt Körperoberfläche (Körpergröße in Meter zum Quadrat) und Körpergewicht in ein Verhältnis:
Körpergewicht geteilt durch Körpergröße x Körpergröße, z. B. 77 kg/(1,81 x 1,81) = 23 BMI. Andersherum: Ein BMI von 20 für Frauen entspricht bei einer Körpergröße von 1,70 m einem Gewicht von 59 kg.

Mangelnde Lichtexposition

Vitamin D wird nicht nur mit der Nahrung aufgenommen, sondern auch in der Haut gebildet, wenn Sonnenlicht darauf trifft. In Mitteleuropa ist die Sonnenlichteinstellung gerade im Winter ohnehin gering, wer sich zudem noch viel in Innenräumen aufhält, bekommt zu wenig Sonnenlicht mit – eine Minderproduktion von Vitamin D ist die Folge. Auch der konsequente Einsatz von Sonnenschutzcreme mit einem Lichtschutzfaktor höher als 8 verringert die Bildung von Vitamin D in der Haut gravierend.

Vorangegangene Knochenbrüche

Bereits erfolgte Knochenbrüche erhöhen das Risiko der Osteoporose weiter. Dies resultiert zum einen aus der Immobilität, die mit einem Bruch, z. B. einem Oberschenkelhalsbruch, oft einhergeht. Hinzu kommt oft die Angst vor einem erneuten Sturz, die die Betroffenen auch nach verheiltem Bruch vorsichtig werden lässt. Man spricht hier vom „Post-Fall-Syndrom“.

Hormonmangel

Osteoporose steht gerade bei Frauen in Zusammenhang mit Östrogenmangel. Von einer grundsätzlichen Hormonersatztherapie ist man heute aufgrund von Nebenwirkungen gerade im Hinblick auf östrogenabhängige Tumoren wieder abgekommen. Die Frage einer Hormontherapie muss mit dem behandelnden Arzt besprochen werden.

Depressive Stimmungslage

Erst in den letzten Jahren wurde ein neuer Faktor wissenschaftlich erfasst, der eine Osteoporose begünstigt: eine depressive Stimmungslage. Denn auch ein anhaltendes Stimmungstief kann Einfluss auf die Knochendichte haben. Wie die medizinischen Zusammenhänge hier genau aussehen, lässt sich nicht exakt sagen, möglicherweise gibt es einen direkten Zusammenhang zwischen Gehirn und den bei Depressionen ablaufenden Vorgängen auf der einen Seite und den Knochen auf der anderen Seite. Interessanterweise sind Stresshormone, so z. B. das Kortison, bei Depressionen erhöht, sie haben ebenfalls einen ungünstigen Einfluss auf den Knochenstoffwechsel. Plausibel ist auf jeden Fall, dass bei Depressionen in aller Regel weniger körperliche Bewegung insbesondere am Sonnenlicht stattfindet, die Ernährung u. U. Mängel aufweist und ein höherer Konsum an Alkohol, Nikotin und Kaffee zu beobachten ist.

Medikamente

Bei manchen Krankheiten ist es erforderlich, über einen langen Zeitraum, z. B. länger als ein Jahr, ein Medikament einzunehmen. Kortison ist wohl das Medikament mit dem höchsten Potenzial, eine Osteoporose zu begünstigen. Doch auch andere Medikamente schwächen bei anhaltender Einnahme die Knochen: Lithium, Isoniazid, Carbamazepin und andere Antiepileptika, Heparin, Marcumar und andere Blutverdünner, aluminiumhaltige Säureblocker, Protonenpumpenhemmer, Antidepressiva, bestimmte Antidiabetika und immunsuppressive Medikamente wie Cyclosporin A (vgl. Bartl 2010, S. 53).

! Lesen Sie die Beipackzettel Ihrer Medikamente besonders sorgfältig, wenn Ihnen bereits Osteoporose-Risikofaktoren bekannt sind oder Knochenschmerzen mit einem zeitlichen Zusammenhang zu einer Arzneiverordnung neu auftreten.

Osteoporose ohne Risikofaktoren

Durch hormonelle Veränderungen kann es auch ohne Risikofaktoren zu einer vorzeitigen Knochenentkalkung kommen. Sollte sich die Osteoporose im Rahmen einer anerkannten Standardmessung (DEXA) bewahrheiten, dann sollte noch eine Ursachenforschung folgen. Eine vorzeitige Entkalkung des Knochens könnte handfeste hormonelle Ursachen haben (z. B. Erkrankungen der Nebenschilddrüse, Östrogenmangel etc.). Darüber hinaus müsste dann auch der Magen untersucht werden, weil es möglich ist, dass ein Mangel an Magensäure bei der Vorverdauung der Speise – insbesondere der Eiweiße – nicht das Kalzium aus den Verbindungen herauslöst und für den Körper resorbierbar macht. In diesem Fall müsste man beispielsweise Kalziumglukanat oder Kalziumzitrat einsetzen, um die Kalziumspiegel zu erhöhen. Wenn es eine erkenn- und behandelbare Ursache gibt, muss diese natürlich bevorzugt berücksichtig werden. Lässt sich nur die Osteoporose bestätigen, allerdings keine Ursache finden, dann kommen alle vorbeugenden Maßnahmen in verstärkter Weise zum Einsatz: sehr viel Bewegung (das A und O) und eine gute Ernährung.

4. Folgen der Osteoporose

Die problematischsten Folgen einer Osteoporose sind Knochenbrüche (Frakturen). Dabei kann es sich sowohl um winzige Brüche oder „Ermüdungsbrüche", als auch um offensichtliche, große Frakturen handeln. Einbrüche der Wirbelkörper (Kompressionsfraktur) können unbemerkt und langsam voranschreiten. Häufig kommt es bei Stürzen zu Brüchen des Oberschenkelhalses oder auch des Unterarmes, wenn man versucht, sich mit der Hand abzustützen.

In jüngster Zeit gibt es eine erhebliche Zunahme von so genannten „periprothetischen" Frakturen. Hierbei handelt es sich um Brüche eines Knochens, der in der Vergangenheit nach einem Bruch (z. B. Oberschenkelhals) mit einem Nagel oder einer Schraube versorgt wurde. Häufig findet man periprothetische Frakturen auch am Knochen, in den Prothesen eingesetzt wurden. Das liegt zum Teil daran, dass zunehmend Prothesen z. B. im Bereich der Hüfte oder der Knie eingesetzt werden, die dann bei voranschreitender Osteoporose und Sturzereignissen brechen. Letztlich brechen dabei selten die Prothesen, sondern fast immer die umliegenden Knochen.

III. Die konventionelle Behandlung

1. Basismaßnahmen

Am 14.11.2014 wurden vom Dachverband Osteologie e. V. (DVO) Leitlinien zur Vorbeugung und Behandlung von Osteoporose verabschiedet. Leitlinien gelten in der Medizin als Empfehlungen für die nach dem neuesten wissenschaftlichen Stand angemessene Behandlung einer Erkrankung. Leitlinien sind nicht bindend, sie müssen an den Einzelfall angepasst werden.

Als Basismaßnahmen empfehlen die neuen Leitlinien[2] der DVO zur Vorbeugung von Osteoporose und Brüchen:

- Muskelkraft und Koordination fördern
- Body Mass Index über 20
- Kein Nikotinkonsum
- Bewegung, Immobilisierung vermeiden.
- Jährliche Sturzanamnese ab dem 70. Lebensjahr

[2] Quelle: www.dv-osteologie.org/dvo_leitlinien/osteoporose-leitlinie-2014

- Bei hohem Sturzrisiko: Ursachen und Risiko abklären, vermeidbare Sturzursachen therapieren.
- Vitamin D3: Bei gleichzeitig geringer Sonnenlichtexposition 800–1000 IE Vitamin D3 täglich einnehmen.
- 1000 mg Kalzium täglich einnehmen; Kalzium-Ergänzung nur, wenn Nahrungskalziumzufuhr zu gering ist und nur in Kombination mit Vitamin D3
- Bei Einnahme von Medikamenten, die Knochenbrüche begünstigen, regelmäßige Überprüfung von Nutzen und Risiken

! Warnung: Ausnahmen für die Empfehlungen zur Einnahme von Kalzium und Vitamin D3 gelten u. a. für den primären Hyperparathyreoidismus, für Nierensteine, eine Hyperkalziurie und aktive granulomatöse Erkrankungen.

2. Medikamentöse Therapie

Die konventionelle Behandlung der Osteoporose erfolgt vor allem mit den im Folgenden genannten Medikamenten.

Bisphosphonate

Bisphosphonate sind Stoffe, die unmittelbar in den Knochenstoffwechsel eingreifen. Sie lagern sich an die Knochenoberfläche an und erhöhen vor allem die Härte der Rindenschicht (Kortikalis) – das ist die Stabilität gewährende „Schale" der Knochen. Bisphosphonate werden über mehrere Jahre eingenommen. Sie senken das Frakturrisiko deutlich (bis zu 40 %). Gleichwohl erzielen die Bisphosphonate nur eine geringe Erhöhung der Knochendichte! Diese Medikamente erzeugen eine Art Winterschlaf des Knochenstoffwechsels, so dass kein Abbau, aber auch kein Aufbau mehr erfolgt.
Eingesetzt werden Bisphosphonate zur Behandlung von Osteoporose insbesondere bei Frauen nach der Menopause, bei so genannter „tumorassoziierter Hyperkalzämie" sowie zur Prophylaxe und Behandlung von Knochenmetastasen.

Bisphosphonate können oral (über den Mund) eingenommen oder als Infusion verabreicht werden. Bei oraler Einnahme gehören Beschwerden wie Übelkeit, Erbrechen und Durchfall zu den häufigsten Nebenwirkungen.
Unter der Einnahme von Alendronsäure können neben Magenschmerzen und Geschwüren im Magen sowie in der Speiseröhre auch Verwirrtheitssyndrome und Halluzinationen auftreten. Vor Verabreichung ist eine Prüfung der Nierenfunktion unbedingt erforderlich. Alendronsäure wird in der Regel einmal wöchentlich eingenommen. Es gibt Einnahmehinweise, die unbedingt einzuhalten sind (aufrechte Körperposition, zeitlicher Abstand zum Essen und zur Einnahme anderer Medikamente).
Andere Bisphosphonat-Präparate werden auch als Tabletten oder Infusionen in größeren Abständen verabreicht (z. B. Ibandronsäure als monatliche Tablette oder dreimonatliche Infusion).

Risiken und offene Fragen

Die Behandlung mit Bisphosphonaten wird meist einigermaßen gut vertragen, allerdings ist diese Maßnahme keineswegs frei von Risiken. Ein Problem sind die Auswirkungen auf den

Kieferknochen. Hier kann es, wenn auch selten, zu einer Schädigung des Knochens mit Knochenschwund (Nekrosen) im Zusammenhang mit kieferorthopädischen Eingriffen (z. B. Zahnimplantationen) kommen. Nun liegt es in der Natur der Sache, dass mit dem Fortschreiten des Lebens zahnärztliche Eingriffe auch am Knochen immer häufiger und wahrscheinlicher werden. Bitte informieren Sie daher Ihren Zahnarzt über die Einnahme derartiger Medikamente.

Ein weiteres Risiko sind unbeantwortete Fragen nach der Langzeitwirkung auf den Knochen. Die Frakturhäufigkeit nimmt erst nach einer durchschnittlichen Einnahmezeit von zwei Jahren ab. Die Abnahme ist in wissenschaftlichen Studien auch nur für einen Behandlungszeitraum von bis zu maximal fünf Jahren belegt. Jüngere Untersuchungen der amerikanischen Lebensmittelbehörde (FDA 2010) berichten allerdings über eine Zunahme an atypischen Brüchen des Oberschenkelschaftes nach einer Einnahme von sieben Jahren und mehr. Diese Brüche entstehen auch ohne entsprechendes Trauma. Vorausgehend berichten betroffene Patienten oft über Schmerzen im Bereich der Leiste oder des Beines, bis schließlich der Bruch offensichtlich wird.

Auch für Handgelenksfrakturen wurde entsprechendes belegt.
Diesbezüglich ist dringend weitere Forschung notwendig.

Parathormon

Das Parathormon wird von der Nebenschilddrüse gebildet und sorgt für einen konstanten Kalzium-Spiegel im Blut. Es fördert die Aufnahme von Kalzium aus dem Darm, die Rückgewinnung über die Nieren und löst Kalzium aus dem Knochen, wenn der Blut-Kalzium-Spiegel absinkt. Umso erstaunlicher ist es, dass gerade dieses Hormon eine knochenaufbauende Wirkung zeigt. In Studien konnte dies eindrücklich belegt werden, wobei die Wirkung vor allem auf die Dosierung zurückgeführt wird: Bei einmal täglicher Verabreichung (als Injektion unter die Haut) sieht man eine deutliche Zunahme der Knochendichte (bis 14 %) und einen deutlichen Rückgang der Wirbelkörperfrakturen und Hüftgelenksfrakturen (bis zu 70 %).

Strontiumranelat

Die Behandlung mit Strontiumranelat stammt bereits aus den 1950er Jahren. Das Strontium lagert sich in der Knochensubstanz an und härtet auf diese Weise den Knochen. In der Tat lässt sich die Knochendichte nachweislich steigern und die Frakturhäufigkeit der Wirbelkörper reduzieren. Eine Abnahme von Hüftgelenksfrakturen im Vergleich zu einer Bisphosphonatbehandlung ist hingegen nicht belegt.

Unter dieser Substanz sind immer wieder z. T. schwerwiegende Komplikationen und Nebenwirkungen aufgetreten. So steigt z. B. die Häufigkeit für Thrombosen und Komplikationen durch Thrombosen (Lungenembolien, Beinvenenthrombosen etc.). Darüber hinaus wurden immer wieder zentralnervöse Nebenwirkungen beobachtet (Halluzinationen, Psychosen), die sich nach Absetzen wieder zurück bildeten.

Hormone (Östrogene)

Die Hormonbehandlung bestimmte während der 1980er und 1990er Jahre in breitem Stil die Osteoporosebehandlung bei postmenopausalen Frauen. Diese Behandlung wird nur noch in ausgewählten Fällen vorgenommen, weil sich in Studien zeigte, dass für jede Hüftgelenksfraktur, die weniger auftrat, eine Brustkrebserkrankung häufiger auftrat. Es ist allerdings bis heute nicht bewiesen, ob diese Häufigkeitszunahme tatsächlich auf die Östrogenbehandlung zurückgeführt werden kann. Eine frühere und feinere Diagnostik in der Erkennung des Brustkrebses spielt hier z. B. auch eine wesentliche Rolle.

Darüber hinaus ist unter langfristiger Behandlung mit Östrogenen eine Zunahme an Gebärmuttertumoren zu beobachten. Allerdings haben sich hier die Behandlungsmöglichkeiten durch Kombinationen von Östrogenen und Gestagenen deutlich verändert. In ausgewählten Fällen (z. B. nach Entfernung der Eierstöcke bei Tumoren oder anderen Erkrankungen) ist die Behandlung mit Östrogenen noch sinnvoll.

Der Wirkstoff Raloxifen moduliert Östrogen-Rezeptoren und kann hierdurch die Entwicklung einer Osteoporose einschränken. Es kommt zu einer Abnahme der Knochenbrüche im Bereich der Wirbelsäule, nicht jedoch im Bereich des Oberschenkelhalses. Unerwünschte Wirkungen sind den Beschwerden der Wechseljahre sehr ähnlich, allerdings treten häufig auch entzündliche Erkrankungen der Nebenhöhlen und Atemwege auf. Besonders zu achten ist auf Thrombosen und Lungenembolien. Der Vorteil dieser Behandlung besteht in der Möglichkeit einer Langzeitbehandlung.

! Die Einnahme von konventionellen Präparaten muss abhängig von Stadium und Einzelfall vom behandelnden Arzt entschieden werden. Es lassen sich in diesem Ratgeber keine Standardempfehlungen geben. Sicher ist, dass eine Verordnung nach dem „Gießkannenprinzip“, bei dem man breitflächig die Bevölkerung mit Bisphosphonaten versorgt, nicht nur sinnlos, sondern auch gefährlich ist.

IV. Ganzheitliche Vorbeugung der Ostroporose

1. Offizielle Empfehlungen

Osteoporose kommt schleichend – und wird in aller Regel in den ersten Phasen kaum bemerkt. Nicht selten ist es erst eine Fraktur, die den Arzt aufhorchen lässt.

So ist es natürlich am sinnvollsten, wenn gerade Frauen ab 40 oder Menschen mit Risikofaktoren früh anfangen, gezielt vorzubeugen und den Knochenstoffwechsel zu stärken. Auf der anderen Seite ist es nie zu spät, etwas zu unternehmen. Zahlreiche Patientengeschichten berichten davon, dass bei beginnender und auch schon fortgeschrittener Osteoporose ein günstiger Einfluss auf den Verlauf genommen werden konnte. Die offiziellen Vorsorgeempfehlungen des Dachverbandes Osteologe (DVO e. V.) in Zusammenarbeit mit dem Bundesselbsthilfeverband für Osteoporose (BfO) sehen dabei folgendermaßen aus:

- Vermeiden Sie Untergewicht!
- Nehmen Sie täglich ca. 1000 mg Kalzium zu sich, z. B. über den Verzehr von Milch-Produkten und/oder von kalziumreichem

Mineralwasser[3]. Vermeiden Sie eine Gesamtzufuhr von mehr als 1500 mg Kalzium pro Tag (= Kalzium in der Nahrung + in evtl. zusätzlich eingenommenen Kalzium-Tabletten)!

- Sorgen Sie für eine ausreichende Zufuhr von Vitamin B12 und Folsäure!
- Verzichten Sie Ihren Knochen zuliebe auf Nikotin!
- Trainieren Sie Ihre Muskelkraft und Balance mit dem Ziel, die Stand- und Gangsicherheit zu verbessern!
- Bewegen Sie sich täglich mindestens eine halbe Stunde bei Sonnenlicht im Freien. Denn durch Sonnenlicht kann Ihre Haut das für die Knochen und die Vermeidung von Stürzen wichtige Vitamin D bilden. Ziehen Sie alternativ ggf. 800–2000 IE (Internationale Einheiten) Vitamin D3 täglich (oder eine höhere Dosis in größeren Abständen) in Betracht!
- Überprüfen Sie zusammen mit Ihrem Arzt gezielt die Einnahme bzw. Dosis von Medi-

---

[3] 1000 mg Kalzium sind z. B. in 500 ml Milch oder Buttermilch plus 40 g Emmentaler enthalten.

kamenten, die unter Umständen Osteoporose und/ oder Stürze begünstigen.
- Betreiben Sie Sturzvorbeugung im Alltag (z. B. über die Beseitigung von Stolperfallen zu Hause)!

Glücklicherweise sind viele dieser Vorbeugungsmaßnahmen ohnehin Bestandteile eines Lebensstils, der nicht nur für die Knochen gut ist, sondern auch für das Gesamtbefinden, und der ebenfalls zahlreichen anderen Erkrankungen vorbeugt.
Sofern Sie nicht Medikamente einnehmen müssen, die sich ungünstig auf die Knochendichte auswirken, zu einer gesunden und guten Ernährung in der Lage sind und es schaffen, sich ein entsprechendes Maß an Bewegung abzuverlangen, dann werden Sie es schaffen, nicht-medikamentös die Knochendichte zu halten. In jedem Fall sollten Verlaufsuntersuchungen (jährlich) dieses Ergebnis überprüfen, so dass gegebenenfalls auch andere Maßnahmen überlegt werden.

2. Regelmäßige Bewegung

Die wirksamste Möglichkeit, einer Osteoporose vorzubeugen, ist Aktivität des Körpers: Laufen, Joggen, Wandern, Schwimmen, Radfahren, Yoga, TaiChi, QiGong, Gymnastik usw. Da wir nun einmal ein sehr bequemes Leben genießen, sind es nicht mehr die alltäglichen Anforderungen, die uns das notwendige Maß an Bewegung abverlangen. Folglich müssen wir sie uns selber in einer freundlichen und fürsorglichen Absicht auferlegen. Das ist vielfach schwieriger, weil es natürlich auch sehr bequeme Anteile in uns gibt. Aus der Evolution weiß unser Körper sehr genau, dass das Leben hart sein kann und legt sich gern zur Ruhe, wenn sich irgendwo und irgendwie die Gelegenheit bietet. Bequemlichkeit ist vermutlich der tückischste Feind des alternden Menschen. Heutzutage müssen wir uns die Struktur geben, die einstmals das Leben durch seine Unwirtlichkeit für uns mit sich gebracht hat.

Bewegung ist das A und O bei der Vorbeugung einer Osteoporose. Sie kommt nicht nur den Knochen zugute, sondern auch dem Halteapparat, dem Kreislauf, der Atmung etc. und beugt Schwindel oder Stürzen vor.

Bewegung im Freien

Bewegen Sie sich 30 Minuten täglich, am besten an der frischen Luft und bei Tageslicht. Günstig für die Knochen sind vor allem schnelles Gehen, Nordic Walking (Gehen mit Stöcken), Skilanglauf, Tanzen, Laufen, Ballspiele. Auch Treppensteigen und Gehen statt Fahren im Alltag sind sinnvoll.
Diesen Sportarten gemeinsam ist die leichte Erschütterung der Knochen, die den Knochenaufbau in besonderem Maße anregt.

Martin Müller-Stahl: *Natürlich zu Fuß* – Gesund unterwegs im Alltag und beim Wandern. Essen: KVC Verlag 2008

Schwimmen oder Radfahren sind eher als Sportarten zu bewerten, die vor allem dem Herz-Kreislaufsystem zugutekommen, aber weniger den Knochen, da es in der Regel nicht zu der gewünschten Erschütterung kommt. Allerdings sollte man hier die Dinge nicht zu genau nehmen: Wenn Sie bei Sonnenschein eine schöne Fahrradtour unternehmen oder im Sommer morgens im Freibad ihre Runden drehen, werden dabei die Vitamin D-Produktion und die

Durchblutung angeregt – und das kommt auch dem Knochenstoffwechsel zugute!

Interessant sind auch neue Sportgeräte, die gezielt eine gewünschte Vibration bewirken. Mit diesen „Vibrationssystemen" wird die Bewegung quasi verdichtet, dem Körper erscheint die Übungszeit durch die erfolgten Vibrationen wie ein langer Dauerlauf. Sinnvoll ist dies insbesondere dann, wenn aufgrund von körperlicher Schwäche oder vorangegangenen Knochenbrüchen die Bewegung stark eingeschränkt ist. Auf diesen Platten trainiert man nur wenige Minuten. Es gibt zahlreiche verschiedene Modelle – beraten Sie sich mit Ihrem Arzt oder in einem Sanitätsfachhandel.

Joggen und Yoga

Die Kombination von Joggen und Yoga zur Vorbeugung einer Osteoporose ist absolut ideal. Durch das Joggen werden der Kreislauf und der Stoffwechsel stimuliert. Diese Aktivierung führt bei entsprechender Regelmäßigkeit zu einer Anhebung der Stoffwechselaktivität, die natürlich den Knochen sehr zu Gute kommt. Die Aktivierung des Stoffwechsels ist für die Knochen deswegen entscheidend, weil wir es hier mit typischerweise stoffwechselträgem Gewebe zu tun haben. Das bedingt, dass sich Veränderungen eher langsam niederschlagen.

Mit dem Yoga wird die Einheit von aktivem Bewegungsapparat (Muskeln und Sehnen) und passivem Bewegungsapparat (Knochen und Gelenke) gekräftigt. Verbildlicht funktioniert das ungefähr so: Die Sehnen der Muskeln setzen an den Knochen an. Das Sehnengewebe, eine Art Kontinuum der Muskelhüllen, ist dabei durch die Knochenhaut mit dem Knochen verwoben. Der Zug an den Sehnen ist ein Zug an der Knochenhaut.

Die Knochenhaut ist das entscheidende Gewebe, von dem die Bildung von Knochenzellen ausgeht, das die Gefäße zur Versorgung der Knochen führt und in dem – sehr wichtig! – das Nervengewebe des Körpers einstrahlt. Eine mangelhafte nervale Versorgung führt zu einer deutlichen Beeinträchtigung des Knochenstoffwechsels. Durch das Yoga wird ein behutsamer und doch deutlicher Zug auf die Knochenhaut ausgeübt. Gleichzeitig wird die Muskulatur in der Weise gekräftigt, dass sie sich dem Knochen annähert und eine engere Einheit bildet. Letztlich wirkt sich das auch auf die Abbildung der Muskeln, Knochen und Sehnen im Gehirn aus, was wiederum stoffwechselaktivierend wirkt. Es ist ein regelrechter Dominoeffekt, der durch kein Medikament der Welt ersetzt werden kann – weder durch naturheilkundliche, noch durch konventionelle Mittel.

Muskeltraining

Wer weder Joggen noch Yoga praktizieren möchte, dem empfehlen wir, auf andere Weise die Muskulatur aufzubauen. Ein Muskeltraining sorgt weniger für den Knochenaufbau, vielmehr werden die Muskeln als Stütze und Halterung der Knochen gestärkt, bzw. ein weiterer Abbau verhindert. Mittlerweile sind Senioren willkommene Gäste in klassischen Fitness-Studios oder anderen Trainingseinrichtungen.

3. Aufenthalt am Licht

Die Vitamin D-Produktion im Körper ist besonders stark von der Hautfläche abhängig, die direkter Sonneneinstrahlung ausgesetzt ist. In den dunklen Monaten kommt es dabei leicht zu einer Vitamin D-Armut, weil die Sonne weniger scheint, häufiger hinter Wolken verschwindet und wir aufgrund des Wetters seltener draußen sind und wenn, dann bis an die Nasenspitze eingepackt, um uns nicht zu erkälten. Hinzu kommt, dass im Alter die Vitamin D-Produktion in der Haut nachlässt.

Was die Empfehlungen für den Aufenthalt in Sonnenlicht angeht, schwanken die Empfehlungen der Experten zwischen 15 und 120 Minuten. Unser Tipp – versuchen Sie, **jeden Tag für 30 Minuten ans Licht** zu gehen. Am besten, wie beschrieben, in Kombination mit einem straffen Spaziergang. Aber wenn das nicht geht, dann suchen Sie das Licht, wann immer das möglich ist.

Verwenden Sie dabei möglichst keine Sonnenschutzcreme, aber meiden Sie die pralle Mittagssonne. Dies gilt vor allem im Sommer: Möchte man sich auf der einen Seite vor Sonnenbrand schützen und auf der anderen die positiven Effekte der Sonnenbestrahlung nutzen, ist es sinnvoll, **extreme Sonnenbelastung zu meiden**, sich aber dennoch **oft und gerne im Licht aufzuhalten** – das bekommt nicht nur der Haut, sondern auch dem Gemüt.

Für die dunkle Jahreszeit bieten sich **Vollspektrumlampen** an, die das Sonnenlicht in den Raum holen. Diese Lampen gibt es als einfache LED-Glühlampen, aber auch als Tischlampen, die quasi **Lichtduschen** darstellen. Sie sind in der Größe einem großen aufstellbaren Spiegel vergleichbar.

4. Pflanzliche Kalziumlieferanten

Die Diskussion um die Milch

Die Bedeutung von Milchprodukten als Kalziumlieferanten ist in der Fachwelt umstritten. In einer Studie von 2013 mit über 5 000 Teilnehmern wurde untersucht, welchen Zusammenhang es zwischen dem Konsum bestimmter Milchprodukte und der Knochendichte an Wirbelsäule und Hüfte wie auch an der Häufigkeit der Brüche der Hüfte (Oberschenkelhals) gibt.

Die Ergebnisse: Die Einnahme von Milch und Joghurt korrelierte mit einem höheren Knochendichtewert der Hüfte, nicht aber der Wirbelsäule, bei Käse und Sahne war dieser Zusammenhang nicht auffällig, bei Sahne gab es sogar Hinweise, dass die Knochendichte eher negativ beeinflusst wird. Interessant ist in diesem Zusammenhang vor allem, dass die Einnahme von Milchprodukten zwar teilweise die Knochendichte erhöhte, jedoch *nicht* zu einer Reduzierung der Knochenbrüche führte (Sahni et al. 2013).

Gegen Milchkonsum könnten vor allem folgende Argumente gelten:

- Ca. 15 % aller Deutschen leiden unter einer Laktoseintoleranz. Sie haben einen Mangel an dem Enzym, welches Milchzucker abzubauen hilft. Blähungen und Magen-Darm-Beschwerden sind die Folge. Dies gilt insbesondere für nicht-fermentierte Milchprodukte.

– Darüber hinaus sind Milcheiweiß und Weizeneiweiß häufige Allergene, die nach naturheilkundlicher Beobachtung zunächst eine Verschleimung, später chronische Infekte, Asthma und Ekzeme nach sich ziehen können. Gerade bei Säuglingen sollte daher im ersten Lebensjahr auf Kuhmilch verzichtet werden, um keine Allergie zu provozieren.
– Weitere Argumente gegen Milchprodukte sind der Tierschutz und die Qualität der Milch in Massenproduktion oder industrieller Fertigung. Die derzeit sehr populäre vegane Bewegung verzichtet bewusst auf jegliche tierische Lebensmittel. Verzichtet man auf die Kalzium-Zufuhr durch tierische Produkte, so ist sorgfältig darauf zu achten, dass das Kalzium auf anderem Wege zugeführt wird.

i Aus gesundheitlicher Sicht ist gegen Milch nichts einzuwenden, wenn sie vertragen wird. Dies erkennen Sie daran, dass nach dem Genuss von Milch keine Beschwerden auftreten, wie z. B. Bauchschmerzen, Durchfall etc.

Auch bei der Milch sollte auf Qualität geachtet und auf Bio-Qualität zurückgegriffen werden. Günstig für Menschen mit Laktoseintoleranz ist der Verzehr von Sauermilchprodukten oder Hartkäsen, die von Natur aus nur sehr wenig Laktose enthalten.

Vegane Ernährung

Mittlerweile ist erwiesen, dass bei einer Ernährung, die reich an Obst und Gemüse ist, die Knochenmineraldichte verbessert und das Frakturrisiko gesenkt wird. Obst und Gemüse enthalten zwar nicht immer Kalzium, dafür aber Mineralien und Vitamine, welche die Kalziumausscheidung reduzieren und damit günstig für den Erhalt der Knochensubstanz sind (New 2003).
Uneindeutig ist die Datenlage bei Vertretern der **veganen Ernährung**, bei der nicht nur auf Fisch und Fleisch, sondern auch auf Milchprodukte verzichtet wird. In manchen Studien schneiden sie im Hinblick auf die Knochengesundheit schlechter ab als so genannte Mischköstler, die ab und zu tierische Lebensmittel zu sich nehmen. Betroffen von einer schlechteren Knochendichte waren in Studien vor allem diejenigen Veganer, die insgesamt wenig Kalzium aufnahmen. Bei

Veganern, die mindestens 525 mg Kalzium pro Tag aufnahmen, bestand kein Unterschied zu den Mischköstlern (Smith 2006).

Grundsätzlich müssen bei der Wahl der Ernährungsform auch die Lebensphase, das Lebensalter und die Konstitution berücksichtigt werden. Ab dem 65. Lebensjahr steigt das Risiko für Eiweißmangelernährung deutlich an. Der Körper bildet vermehrt Fettdepots. Verschiebungen der Körpergewebezusammensetzung in Richtung Fettanteil wird zu einem großen Teil durch Insulinspiegel verursacht, die vor allem durch die Aufnahme von Kohlenhydraten erhöht werden. Aus diesem Grund sind Stoffwechselerkrankungen wie Diabetes mellitus Typ 2 im Alter sehr viel häufiger.

Ein Eiweißmangel hat immer einen Mangel an Muskulatur und damit einen Verlust von Kraft bzw. ein deutlich erhöhtes Sturzrisiko zur Folge. Zu beachten ist, dass der Eiweißbedarf eines alternden Menschen wieder auf Werte wie im Kindes- und Wachstumsalter (ca. 1,2 g pro kg Körpergewicht) steigt. Auch die Grenzwerte des Body-Mass-Index (BMI) für Mangelernährung sind für Menschen ab 70 Jahren angepasst: BMI unter 20 entspricht bereits einer Unterernährung.

! Ein Eiweißmangel im Alter führt zu deutlichen Erhöhungen von Immobilität, Stürzen, Knochenbrüchen, Pflegebedarf, Heimeinweisung wie auch Sterblichkeit!

Aus diesem Grund muss jede Kostform sicherstellen, dass die Zusammensetzung der Nahrungsbestandteile einen hohen Anteil an Eiweiß gewährleistet, was bei einer häufig kohlenhydratlastigen Kost schwierig ist. Je geringer das Ausgangsgewicht, je höher das Lebensalter, je mehr Vorerkrankungen, je geringer die Mobilität ist, umso höher muss der Eiweißanteil sein. Gegebenenfalls müssen Eiweiße auch durch Molkepulver (z. B. Protein 88) ergänzt werden.
Jede Form des Gewichtsverlustes bei Senioren muss äußerst kritisch beurteilt werden!

i Manche pflanzlichen Inhaltsstoffe (Oxalsäure, Phytate und Ballaststoffe) hemmen die Kalziumaufnahme. Nicht nur die über die Nahrung aufgenommene Kalziummenge, sondern auch die Eiweißmenge ist für die Knochengesundheit von Bedeutung. Veganer nehmen mitunter wenig Eiweiß auf, was unter dem Aspekt der Osteoporosevorbeugung kritisch gesehen werden muss.

Knochengesunde Pflanzen

Wir möchten Ihnen in diesem Ratgeber einige pflanzliche Kalziumlieferanten vorstellen – als Alternative oder Ergänzung zur tierischen Kost. Gemüse und Nüsse, die Kalzium enthalten, erweitern das Spektrum an Lebensmitteln, die zur Vorbeugung und Behandlung einer Osteoporose geeignet sind, in besonderem Maße und bieten schmackhafte Bereicherungen des Speiseplans. Im Anhang finden Sie eine Reihe von gesunden Rezepten.

Als besonders empfehlenswert werden folgende Lebensmittel angesehen, da sie einen hohen Kalziumgehalt und/ oder eine gute Bioverfügbarkeit[4] aufweisen:

- Dunkelgrüne Gemüse: Grünkohl, Brokkoli, Rucola, Spinat
- Kohlrabi, Lauch
- Wildkräuter: Löwenzahn, Vogelmiere, Wegerich
- Kräuter: Kresse, Petersilie, Schnittlauch
- Mandeln, Haselnüsse, Sesam, Amaranth, Mohn, Leinsamen

---

[4] Bioverfügbarkeit bezeichnet die tatsächlich vom Körper verwertbare Menge eines Stoffes.

– Getrocknete Feigen
– Sojaprodukte

Spinat ist zwar kalziumreich, enthält aber auch Oxalsäure, so dass er nicht in zu hohem Maße genossen werden sollte (Risiko Nierensteine). Zum Vergleich: Grünkohl enthält 8 mg Oxalsäure pro 100 g, im Spinat sind es 442 mg pro 100 g.

Grünkohl

Der Grünkohl hat krause Blätter und kommt in seinem Aussehen dem Wildkohl am nächsten.
Die Grünkohlzeit beginnt im Oktober oder November, besonders schmackhaft ist er nach dem ersten Frost, denn durch die Minusgrade steigt der Zuckergehalt an, und der Kohl ist dadurch weniger bitter.
Traditionell wird Grünkohl als Eintopf serviert. Moderne Ernährungsforscher loben ihn als „Superfood“. Sie heben vor allem seinen Eisen- und Kalziumgehalt hervor, daneben die vielen Vitamine und den hohen Chlorophyllgehalt. Grünkohl gilt als außerordentlich antioxidativ, vor allem aufgrund seiner hohen Menge an Farbstoffen.

Grünkohl sollte feste, intensiv grüne Blätter und einen feuchten Strunk haben. Man kann ihn dämpfen oder dünsten, als Salat oder im Smoothie genießen. In der Gesundheitsbewegung der USA sind „kale-chips“, also Grünkohl-Chips, derzeit besonders populär.

Frische Kräuter

Frische Kräuter sind nicht nur kalziumreich, sie enthalten zahlreiche Mineralien und Spurenelemente, die entsäuernd wirken und die Mineraldepots wieder auffüllen. Der Konsum von Kräutern reduziert zudem den Salzkonsum. Kräuter können im Salat, auf Speisen oder in Dips verwendet werden. Auch in Smoothies tragen Sie zu einer kalziumreichen Ernährung bei. Einen besonderen Stellenwert haben Wildkräuter – von der Wiese direkt in den Mixer!

Mandeln, Nüsse und Sesam

Mandeln, Haselnüsse und Sesam finden sich als Mandel-, Nuss- und Sesammus in den Regalen der Bioläden. Diese Muse sind ein schmackhafter Brotaufstrich, sie können aber auch zum Binden von Speisen verwendet werden. Smoothies machen sie etwas sämiger. Gerade Mandelmus eignet sich hier. Mandeln sind im Vergleich zu den anderen Nüssen auch besonders basisch und entsäuern damit den Organismus. Im Bioladen gibt es Mandelmilch, die als Milchersatz verwendet werden kann. Hier gibt es auch mit Kalzium angereicherte Produkte.

Feigen

Getrocknete Feigen sind nicht nur kalziumreich, sie wirken zudem über die enthaltenen Mehrfachzucker und Schleime abführend. Günstig ist es, wenn man Feigen einweicht oder Soft-Feigen verwendet. Mit Feigen, über Nacht eingeweicht und dann mit einigen Gewürzen im Mixer püriert, lässt sich ein sehr schmackhafter süßer Brotaufstrich herstellen, der als industriezuckerfreie Alternative zu Marmeladen dient.

Grüne Smoothies

Grüne Smoothies sind Mixgetränke, die Obst und (grünes) Gemüse enthalten. Verwendet wird Blattgrün, da es besonders viele wertvolle Nährstoffe (essentielle Aminosäuren, Vitamine, Spurenelemente, Mineralien, Antioxidantien) enthält, z. B. den grünen Farbstoff Chlorophyll. Vielfach wird zu 50 % Gemüse, zu 50 % Obst verwendet und mit Wasser aufgegossen.

Grüne Smoothies werden im Mixer zubereitet, am besten in Hochleistungsmixern. Es gibt die verschiedensten Rezepte, die von eher mild-süßlich bis hin zu herben Geschmacksnoten reichen, da Gemüse und Wildkräuter zerkleinert aromatisch, scharf und bitter schmecken können (siehe Anhang S. 104).

Besonders kalziumreich sind Grünkohl, Wildkräuter, Mandel(milch), Sesam, Orangen und Feigen. Grüne Smoothies sind besonders knochengesund.

5. Eine ausgewogene Ernährung

Zur Vorbeugung zahlreicher Krankheiten, zur Gesunderhaltung und Stärkung des Organismus ist in jedem Fall eine ausgewogene Ernährung, z. B. auf Basis der mediterranen Vollwertkost, ratsam. Denn mit dieser Ernährung wird mit Gemüse und Obst, Fisch (möglichst Fisch aus nachhaltiger Fischerei mit MSC-Siegel), Ölen, Nüssen und Vollkornprodukten vieles von dem zugeführt, was uns gut tut und was wir brauchen. In Ergänzung zu den oben genannten Studien zur veganen Ernährungsweise gibt es Hinweise, dass Vegetarier, die Milchprodukte zu sich nehmen, gesündere Knochen haben als passionierte Fleischesser mit übermäßigem Fleischkonsum. Vergleichende Studien zwischen **Lakto-Vegetariern** und Mischköstlern (die ab und zu Fleisch essen), zeigen keine Unterschiede im Hinblick auf die Frakturhäufigkeit (vgl. Appleby et al. 2007).

Wir empfehlen, den Fleischkonsum auf zwei bis drei Fleischmahlzeiten pro Woche zu beschränken.

Kalzium

Es ist sinnvoll, Kalzium mit der Nahrung aufzunehmen, zur Vorbeugung etwa 1000–1500 mg pro Tag. Eine vollständige Tagesration ist z. B. in einem Liter Milch enthalten. 70 g Emmentaler oder 45 g Parmesan ergeben ca. drei Viertel des Tagesbedarfs. 200 g Brunnenkresse oder Grünkohl ergeben ein Viertel des Tagesbedarfs.[5]

Auf die Diskussion um Milchprodukte wurde bereits weiter oben eingegangen, ebenso auf die verschiedenen pflanzlichen Kalziumlieferanten als Alternative oder Ergänzung zu tierischen Kalziumquellen.

Besonders empfehlenswerte tierische Produkte sind fettarme Milchprodukte. Sauermilchprodukte wie Joghurt, Dickmilch, Sauermilch, Buttermilch, Kefir sind leichter bekömmlich und bauen zudem die Darmflora auf. Unter den Käsesorten sind besonders Parmesan und Emmentaler zu empfehlen.

---

[5] Weitere Hinweise finden Sie auf den Seiten des Kuratoriums Knochengesundheit: www.osteoporose.org.

Vitamin D

Achten Sie auf eine ausreichende Zufuhr von Vitamin D mit der Nahrung. Vitamin D ist vor allem in fettem Seefisch wie Hering, Thunfisch, Makrele oder Lachs enthalten. Als Vitamin D-reich gelten unter den pflanzlichen Lebensmitteln Avocado und Pilze (Champignons).

i Wichtig ist der Aufenthalt am Tageslicht, da dieses die Vitamin D-Produktion in der Haut fördert.

Wir verweisen in unserem Text und den Tabellen absichtlich nicht auf Lebensmittel, die zwar vitaminreich, aber aus anderen Gründen problematisch sind. Dies trifft z. B. auf Innereien zu, die aufgrund ihrer Schadstoffbelastung nicht empfehlenswert sind.

Nahrungsergänzungsmittel

Ist eine gesunde Ernährung – mit Kalzium- und Vitamin D-Lieferanten bei der Osteoporose – ausreichend? Diese Frage wird uns oft gestellt.

Eine kurmäßige Einnahme von Kalzium und Vitamin D ist erwägenswert, sollte aber in jedem

Fall mit dem behandelnden Arzt besprochen werden. In der Literatur wird die Einnahme von täglich 500 mg Kalzium in Form von Kalziumzitrat und 500–1000 IE Vitamin D als Tablette (z. B. Vigantoletten®) oder Dragee zum Essen empfohlen, bei bekannter Osteoporose auch darüber hinaus.

Wir empfehlen, im Winter – und zwar in allen Monaten mit „r", also von September bis April – Fischöle einzunehmen. Fischöle sind Vitamin D-haltig.

Wir wissen heute auch aus Studien, dass die Einnahme von Kalzium ohne die begleitende Einnahme von Vitamin D zu einer deutlich erhöhten Gefahr für Verkalkungen der Blutgefäße führt. Die Kombination von Kalzium mit Vitamin D ist also unbedingt sinnvoll.

Allerdings würden wir auch bei dieser Versorgung des Körpers empfehlen, immer mal wieder eine Therapiepause einzulegen. Wenn der Körper immerzu die gleichen Substanzen erhält, wird er unter dem Überangebot die eigene Aufnahmeleistungsfähigkeit reduzieren.

V. Selbsthilfe bei Osteoporose

1. Maßnahmen kombinieren

Bei der Osteoporose ist nicht eine einzige Strategie sinnvoll, ein ganzes Paket an Maßnahmen ist notwendig, um weiteren Knochenschwund und Frakturen zu verhindern sowie Stürzen vorzubeugen.
Gerade bei dieser Erkrankung ist eine Kombination von konventioneller Medizin, komplementärmedizinischen Verfahren und – ganz wichtig – einem „knochengesunden" Lebensstil wichtig. Dieser Lebensstil mit Bewegung und gesunder Ernährung deckt sich mit den Empfehlungen für andere Erkrankungen, kommt also der Gesundheit insgesamt zugute.
Als wichtigste Maßnahme erscheint uns in der naturheilkundlichen Therapie die Bewegung. In besonderem Maße möchten wir Ihnen in diesem Ratgeber Yoga ans Herz legen, da hier die Studienlage gut ist. Außerdem bieten sich gerade die Homöopathie und die Schüßler-Salze für eine begleitende Selbstmedikation an.
Bei einer fortgeschrittenen Osteoporose liegt ein deutlich erhöhtes Bruchrisiko vor. Oftmals ist

schon viel gewonnen, wenn man das Fortschreiten stoppen oder verlangsamen kann.
In diesem Fall kann eine rein naturheilkundliche Behandlung das Risiko von Knochenbrüchen nicht schnell genug senken. Daher ist unter Umständen eine konventionelle Behandlung mit knochenhärtenden Medikamenten (z. B. Bisphosphonaten) notwendig. Je nach Stadium der Osteoporose sind die möglichen Nebenwirkungen der Medikamente als geringfügiger einzuschätzen als das Risiko einer Fraktur mit all ihren Folgen (Operation, Bettlägerigkeit).
Darüber hinaus bleiben auch im Falle einer konventionellen Behandlung alle anderen Maßnahmen (Bewegung, Ernährung usw.) von ausnehmender Wichtigkeit!

2. Homöopathie

Es gibt verschiedene homöopathische Mittel, um eine Osteoporose unterstützend zu behandeln. Auf den folgenden Seiten wollen wir Ihnen einige bewährte Mittel kurz vorstellen.

Hekla lava

Hekla lava wird aus der Lavaasche des Hekla, des bekanntesten Vulkans auf Island, hergestellt. Hekla lava ist ein besonders gutes Beispiel für das Ähnlichkeitsprinzip der Homöopathie: Dem Kranken wird ein Mittel in potenzierter Form gegeben, das beim Gesunden ähnliche Symptome auslöst:

Im 19. Jahrhundert besuchte der Londoner Arzt James John Garth Wilkinson Island und stellte erstaunliche gutartige Knochenneubildungen der Kiefer bei den Schafen fest, die auf mit Asche übersähten Wiesen geweidet oder das mit Asche belastete Wasser aus Bächen getrunken hatten. Heute weiß man: Die Asche des Hekla enthält in hohem Maße Fluorverbindungen, welche während des Ausbruchs adsorbiert werden. Diese Verbindungen haben einen deutlichen Effekt auf das Knochenwachstum von Säugetieren. Im Übermaß aufgenommen führen sie zu Knochenwucherungen.

Die Asche des Hekla ist die Ausgangssubstanz für das homöopathische Arzneimittel Hekla lava. Die Vergiftungen, die durch die Asche ausgelöst werden, weisen bereits deutlich darauf hin, dass Hekla lava dann angezeigt ist, wenn es Probleme mit der Knochenbildung und dem Knochenwachstum gibt. Diese Anwendung konnte von vielen Homöopathen bestätigt werden. Der Homöopath Hering beispielsweise nannte schon in der Frühzeit der Homöopathie kariöse Zähne, Erkrankungen des Kieferknochens, Zahnfleischgeschwüre, Knochenkaries, Tumoren in der Kieferhöhle als Anwendungsgebiete. In der Folgezeit wurden immer wieder Einzelfallberichte veröffentlicht, in denen Hekla lava bei verschiedensten Knochenerkrankungen bis hin zu Osteosarkom, Rachitis und Zahnfleischabszessen eingesetzt wurde.

Hekla lava eignet sich zur kurmäßigen Behandlung einer beginnenden Osteoporose. Besonders hilfreich ist es auch bei den Nebenwirkungen einer Bisphosphonat-Therapie (Kieferzysten) und bei begleitenden rheumatischen Beschwerden. Lohnend ist auch die Anwendung beim Fersensporn.

Empfehlungen zur Einnahme von Hekla lava: Hekla lava D6, 3 x tgl. 1 Tbl. über 3 Wochen, dann 1 Woche Pause, dann 3 x tgl. 1 Tbl. über 3 Wochen, dann 1 Woche Pause. Wiederholungen dieses Zyklus sind je nach Beschwerdesymptomatik möglich.

Calcium carbonicum

Auch das homöopathische Arzneimittel Calcium carbonicum kommt für die Osteoporosebehandlung infrage.
Der homöopathische Calcium carbonicum-Typ ist eher korpulent, schwitzt leicht, speziell am Hinterkopf im Schlaf. Weitere typische Calcium carbonicum-Symptome sind: Verlangen nach (weichen) Eiern, Unverträglichkeit von Milch und Karotten und Knieschmerzen beim Hocken. Bei Calcium carbonicum-Patienten werden nicht selten Hüftdysplasien beobachtet. Besserung der Beschwerden tritt ein durch Bewegung ohne Anstrengung – damit wären in Punkto Sport bei diesen Patienten Radfahren oder Schwimmen günstiger als Joggen.

Empfehlungen zur Einnahme von Calcium carbonicum: Calcium carbonicum D12, 2 x tgl. 1 Tbl. über 3 Wochen, dann 1 Woche Pause, dann 2 x tgl. 1 Tbl. über 3 Wochen, dann 1 Woche Pause. Wiederholungen dieses Zyklus sind je nach Beschwerdesymptomatik möglich.

Strontium carbonicum

Strontium-Verbindungen sind Bestandteil der konventionellen Osteoporose-Therapie. Homöopathisch wird Strontium carbonicum D12 schon lange bei Knochenerkrankungen angewandt. Speziell Patienten mit begleitender Arteriosklerose und/ oder erhöhtem Blutdruck profitieren nach homöopathischer Erfahrung besonders von Strontium carbonicum. Im Gegensatz zu den meisten anderen homöopathischen Osteoporosemitteln besteht zumeist ein ausgesprochenes Verlangen nach Milch.

Empfehlungen zur Einnahme von Strontium carbonicum: Strontium carbonicum D12, 2 x tgl. 1 Tbl. über 3 Wochen, dann 1 Woche Pause, dann 2 x tgl. 1 Tbl. über 3 Wochen, dann 1 Woche Pause. Wiederholungen dieses Zyklus sind je nach Beschwerdesymptomatik möglich.

Homöopathische Kombinationsmittel

Neben diesen drei Einzelmitteln gibt es homöopathische Kombinationsarzneimittel (Komplexmittel), in denen eines oder mehrere der beschriebenen Mittel mit weiteren Arzneistoffen kombiniert sind: mit Symphytum (Beinwell), Alchemilla vulgaris, (Frauenmantel), Equisetum (Ackerschachtelhalm) oder Bambusa. Zu diesen Kombinations-Mitteln zählen Steirocall, OST Heel, Ranocalcin oder Symphytum Similiaplex. Diese Auflistung erhebt keinen Anspruch auf Vollständigkeit. Es empfiehlt sich eine fachkundige Beratung.

3. Dr. Schüßler Salze

Die Therapie mit Mineralsalzen nach Dr. Schüßler wurde von dem homöopathischen Arzt Wilhelm Heinrich Schüßler entwickelt. Die 24 Präparate werden zumeist mit ihrer Nummer benannt. So steht etwa Schüßler Salz Nr. 7 für den Wirkstoff Magnesium phosphoricum, Schüßler Salz Nr. 11 für Silicea und Schüßler Salz Nr. 24 für Arsenum jodatum.
Schüßler war der Überzeugung, dass die Ursache von Krankheiten in einem Defizit oder einer Funktionsstörung vor allem von zwölf Mineralsalzen im menschlichen Körper bestand.
Mit Schüßler Salzen lässt sich auch der Knochenstoffwechsel verbessern, sie eignen sich auch zur Vorbeugung. In Frage kommen die im Folgenden genannten Salze.

Calcium fluoratum (Nr. 1)

Calcium fluoratum steht in besonderer Beziehung zu Zahnschmelz, der Oberfläche der Knochen, den elastischen Fasern und der äußersten Schicht der Haut, der Epidermis.
Es wird eingesetzt bei Elastizitätsverlust der Blutgefäße, bei Knochen- und Zahnerkrankun-

gen, die den Zahnschmelz betreffen. Calcium fluoratum sorgt für Festigkeit und gleichzeitig für Elastizität. Es wird im biochemischen Vokabular auch als „Weich- und Hartmacher" bezeichnet.
Ist der Calcium fluoratum-Stoffwechsel im Organismus gestört, kann es zu Gewebeverhärtungen (z. B. Hornhaut) oder zu Gewebeerschlaffung (Falten, Organsenkung) kommen.
Ein eigenartiges Symptom bei Calcium fluoratum ist das Jucken von Narben.

Calcium phosphoricum (Nr. 2)

Calcium phosphoricum (Kalziumphosphat) bildet die harte Knochenmasse und wirkt auf die Zellgrenzmembranen.
Eingesetzt wird es zum Aufbau von Knochen und Zähnen, hier vor allem zur Anregung der Mineralisation, z. B. in Wachstumsphasen, oder zur Knochenheilung nach Brüchen. „Wachstum und Brüche" sind daher eine gute Merkhilfe, um sich die Funktion von Calcium phosphoricum zu verdeutlichen. Außerdem wird es zur Regeneration von Zellen, zur Blutgerinnung und für die Muskelaktivität benötigt. Calcium phosphoricum

gilt in der Schüßlerschen Biochemie als Aufbaumittel, das kräftigend wirkt und die Neubildung der Zellen anregt.
Aus dem homöopathischen Arzneimittelbild sind das starke Verlangen nach Salami-Wurst und häufig Milchunverträglichkeit erwähnenswert, auf der psychischen Ebene wird Calcium phosphoricum mit dem Zappelphilipp assoziiert.

Silicea (Nr. 11)

Silicea, die Kieselsäure, hat einen besonderen Bezug zu Haaren, Haut, Nägeln und Bindegewebe. Es stärkt Sehnen, Knorpel und Knochen. Silicea sorgt dafür, dass Kalzium als Baustoff für die Knochen aus der Nahrung besser aufgenommen werden kann.
Silicea als biochemisches Mittel Nr. 11 wird auch als „Biochemisches Kosmetikum" bezeichnet, da es all das stärkt, was der Schönheit dient: Haut (und Schleimhäute), Nägel und Haare. Es stärkt Sehnen, Bänder und Knochen und ist schließlich auch für das Immunsystem von Bedeutung. Es wird zudem eingesetzt, wenn es zu Eiterungen oder einem Übermaß an Harnsäure im Organismus kommt.

Die beschriebenen Eigenschaften kennzeichnen vor allem den Einsatz von Silicea bei chronischen Beschwerden und erklären daher nicht immer die im Folgenden genannten Anwendungen. Wer sich jedoch intensiver mit der Biochemie nach Schüßler befassen möchte, sollte Silicea als Mittel mit Bezug zu Haaren, Nägeln und Bindegewebe in Erinnerung behalten.
Das Bindegewebe hat viel mit dem Lymphsystem zu tun, so dass es bei einer Fehlfunktion auch zu Eiterungen, Blutergüssen, Gicht und Rheuma kommen kann.

Empfehlungen zur Einnahme von Schüßler Salzen als Kur in allen Stadien der Osteoporose:

1. Woche: Calcium phosphoricum D6, 2 x tgl., 1 Tabl.
2. Woche: Calcium fluoratum D12, 2 x tgl., 1 Tabl.
3. Woche: Silicea D12, 2 x tgl., 1 Tabl.
4. Woche: Pause

Dann wieder vorn beginnen. Die Kur dreimal wiederholen.

4. Sturzprophylaxe

Von älteren Menschen sagt man häufig, dass sie „hinfällig" würden, was durchaus wörtlich zu nehmen ist. Gerade ältere Menschen stolpern leichter, ihre Sehfähigkeit ist beeinträchtigt, sie leiden unter Schwindel, Gleichgewichtsstörungen oder sogar kurzen Ohnmachten.
Stürze können zu Frakturen führen, die wiederum Bewegungseinschränkungen und Bettlägerigkeit mit sich bringen, was eine Osteoporose auslösen oder beschleunigen kann. Daher muss bei einer vorliegenden Osteoporose unbedingt eine exakte Analyse des Sturzrisikos durchgeführt werden und die Sturzvermeidung im Therapiekonzept stehen. Bitte bedenken Sie: Jeder Sturz mit einer Fraktur erhöht das Risiko für weitere Frakturen.
Stürze führen nicht nur zu Knochenbrüchen, sondern auch zu vermehrter Unsicherheit und beeinträchtigen damit das Selbstbewusstsein.
Sollten Sie bereits unter einer Osteoporose leiden, so muss das wichtigste Ziel sein, Stürze zu vermeiden.

Grundkrankheiten behandeln

Wichtig ist, Krankheiten, die Stürze begünstigen, zu erkennen und zu behandeln. Unter anderem sollten die Augen regelmäßig kontrolliert werden, ebenso das Herz-Kreislaufsystem (Schwindelattacken). Sprechen Sie Ihre Medikamente mit Ihrem Hausarzt unter diesem Aspekt noch einmal durch.

i Folgende Krankheiten gelten als Risikofaktoren für Stürze: Parkinsonsyndrom, Arthrose, Muskelschwäche, Schmerzen, vermindertes Sehvermögen, Gang- und Gleichgewichtsprobleme, Herz-Kreislaufprobleme wie Blutdruckschwankungen oder Schwindel sowie Depressionen.

Gymnastik

Wer an Osteoporose leidet, muss in besonderem Maße Koordination und Gleichgewicht trainieren, um Stürze zu verhindern.
Für Senioren, die körperlich nicht mehr ganz so fit sind oder das Haus nicht mehr verlassen können, bieten sich Übungen für das häusliche Umfeld an.

Es gibt spezielle Übungen für Senioren, die Stabilität und Gangsicherheit stärken und die Sie Zuhause selbst lernen und durchführen können.

Johanna van Galen: *Gymnastik für Senioren –* Beweglich und standsicher mit 60 Übungen. Essen: KVC Verlag 2011

Für Sicherheit sorgen

Im Haushalt ist es von besonderer Bedeutung, mögliche Stolperfallen zu beseitigen. Dazu gehören Teppiche, Türschwellen, Kabel, hervorstehende Stuhlbeine usw. Auch ungeeignetes Schuhwerk, z. B. lose Pantoffeln und Hausschuhe oder Schuhe mit Schnürsenkeln, können zum Stolpern führen.
Daneben sind unebene, aber auch sehr glatte Böden problematisch, ebenso eine ungenügende Beleuchtung. Versuchen Sie, die häusliche Umgebung so einzurichten, dass Sie stets gut sehen können, Stolperfallen beseitig werden und in problematischen Bereichen Hilfsmittel eingesetzt werden wie z. B. Haltegriffe (Badewanne), Badezimmerstuhl zum Waschen etc.

Darüber hinaus kann das Frakturrisiko durch das Tragen von so genannten „Hüftprotektoren“ (in die Unterwäsche eingenähte dünne Kunststoffschalen) herabgesetzt werden. Erkundigen Sie sich im Sanitätsfachhandel.

Ausgewählte Literatur und Quellen

Appleby, P. et al.: Comparative fracture risk in vegetarians and nonvegetarians in EPIC-Oxford. Eur J Clin Nutr. 2007; 61 (12): 1400–1406.

Bartl, R.: Osteoporose. Prävention, Diagnostik, Therapie. Stuttgart: Thieme Verlag; 4. Auflage 2010.

Bennell, K. L. et al.: Effects of an exercise and manual therapy program on physical impairments, function and quality-of-life in people with osteoporotic vertebral fracture: a randomised, single-blind controlled pilot trial, in: BM Musculoskeletal Disorders 2010, 11: 36.

Burgerstein, U. P.; Schurgast, H.; Zimmermann, M. B.: Burgersteins Handbuch Nährstoffe. Stuttgart: Haug Verlag; 12. überarbeitete Auflage 2012.

Duke, J. A.: Heilende Nahrungsmittel. Wie Sie Erkrankungen mit Gemüse, Kräutern und Samen wegessen. München: Goldmann Arkana; 2010.

Elmadfa, I.; Aign, W. et al.: Die große GU Nährwert Kalorien Tabelle; München: Gräfe und Unzer Verlag 2013.

Food and Drug Administration, FDA (2010): FDA Drug Safety Communication: Safety update for osteoporosis drugs, bisphosphonates, and atypical fractures, www.fda.gov/Drugs/DrugSafety/ucm229009.htm.

Kumar, S.: Serum mineral status and climacteric symptoms in perimenopausal women before and after Yoga therapy, an ongoing study. J Midlife Health. 2013; 4 (4): 225–229.

Lee, M.S. et al.: Tai chi for osteoporosis: a systematic review. Osteoporos Int. 2008; 19: 139–146.

Matejka, R.: Osteoporose verhindern – ohne Hormontabletten! Naturarzt. 2005; 4: 8–10.

New, S. A.: Intake of fruit and vegetables: implications for bone health. Proc Nutr Soc. 2003; 62 (4), 889–899.

Sahni, S. et al: Milk and yogurt consumption are linked with higher bone mineral density but not with hip fracture: the Framingham Offspring Study. Arch Osteoporos. 2013; 8 (0): 119.

Schmiedel, V.: So bleiben Ihre Knochen stark! Mit gesunder Lebensweise gegen Knochenschwund. Naturarzt. 2007; 11: 8–11.

Schneider, M.: Osteoporose – Neues und Bewährtes bei der Behandlung von Osteoporose Heilpraktiker und Volksheilkunde. 2010; 6: 12–16.

Smith AM: Veganism and osteoporosis: a review of the current literature. Int J Nurs Pract. 2006; 12 (5), 302–306.

Tüzün, S. et al.: Yoga might be an alternative training for the quality of life and balance in postmenopausal osteoporosis. European Journal of Physical and Rehabilitation Medicine. 2010; 46, 1: 69–72.

o. Verf.: Ganzköpervibrationstherapie bei Osteoporose. EHK. 2011; 60: 77–83.

o. Verf.: Veganer haben ein höheres Knochenbruchrisiko. Der Heilpraktiker. 2011; 2: 39

Vitamine und Spurenelemente: Vorkommen in Lebensmitteln

Mineralien und Vitamine	In pflanzlichen Produkten	In tierischen Produkten
Kalzium	Sesam, Sojabohnen, Mandeln, Haselnüsse, Grünkohl, Feigen (getrocknet), Rucola, Spinat, Kräuter, Braunhirse, mit Kalzium angereicherte Milchersatzprodukte (Sojamilch, Reismilch, Hafermilch), Tofu	Vollmilch und Milchprodukte
Vitamin A **Achtung**: Vitamin A reichert sich im Organismus an.	Süßkartoffeln, Karotten, Honigmelonen, Spinat, Aprikosen (auch Trockenaprikosen), Pfirsiche, Grünkohl, rote Paprika, Möhrensaft	Eier, Vollmilch und Milchprodukte, Käse (z. B. Camembert, Chester); fette Fische: Makrele, Thunfisch

Mineralien und Vitamine	**In pflanzlichen Produkten**	**In tierischen Produkten**
Vitamin B6	Kartoffeln, Vollgetreide, Bananen, Linsen, Bierhefe, Spinat, Avocado, Ölsaaten, Walnüsse, Cashewnüsse,	Fisch, Geflügel
Folsäure (Vitamin B9)	Weizenkeime, Rote Bohnen, Sojabohnen, Weizenkleie, Spinat, Brokkoli, grünes Blattgemüse, Bierhefe, Rote Bete, Walnüsse, Mais	Milchprodukte
Vitamin B12 **Merke**: Für die Aufnahme ist eine gute Magenfunktion erforderlich!	Sauerkraut!	Eier, Vollmilch und Milchprodukte, harter Käse (z. B. Emmentaler), Fleisch, Fisch

Mineralien und Vitamine	**In pflanzlichen Produkten**	**In tierischen Produkten**
Vitamin C	Acerola, Papaya, Brokkoli, Rosenkohl, Orange, Erdbeeren, grüne Paprikaschoten, Grapefruit, Kartoffeln, schwarze Johannisbeere, Kiwi	
Vitamin D	Champignons, Avocado	Fette Seefische: Lachs, Thunfisch, Hering, Sardinen; Eier, Vollmilch und Milchprodukte, Hartkäse
Vitamin K	Petersilie, Schnittlauch, Spinat, Rosenkohl, Bohnen, Erbsen	Milch, Quark, Hähnchenfleisch

Rezepte

Grünkohl orientalisch

Zutaten (für 4 Personen)

100 g rote Linsen
750 g Grünkohl
200 g Zwiebeln
2–3 Knoblauchzehen
1 rote Paprika
1 gelbe Paprika
2 EL Olivenöl
1½ EL Curry
½ TL Kardamom
100 ml Gemüsebrühe
120 g Fetakäse
60 g geröstete Pinienkerne
½ TL Salz
1 Msp Pfeffer

Zubereitung

Linsen in kaltem Wasser 30 Minuten einweichen. Strunk der Grünkohlblätter entfernen, gründlich waschen. In einem großen Topf mit kochendem Salzwasser 2 Minuten blanchieren, abgießen, mit kaltem Wasser abspülen, abtropfen lassen.

Zwiebeln und Knoblauch schälen, fein würfeln. Paprikaschoten putzen, waschen, würfeln. Zwiebeln und Knoblauch in mäßig heißem Olivenöl andünsten, Curry und Kardamom zugeben, kurz mitdünsten. Paprika zugeben und 2 Minuten garen. Grünkohl und abgetropfte Linsen zufügen, Brühe angießen, weitere 3 Minuten garen. Würzen. Zum Schluss den Schafskäse würfeln und unterheben und die gerösteten Pinienkerne darüber streuen.
Dazu schmeckt körniger Basmati-Vollkornreis oder Naturreis.

Grünkohlsalat

Zutaten (pro Person)

225 g Grünkohl
1 kleine Schalotte
1 EL Weißweinessig
½ EL Honig
½ EL Olivenöl
Salz, Pfeffer
½ Granatapfel
1 EL Pinienkerne
25 g Parmesan, frisch gerieben oder gehobelt

Zubereitung

Grünkohl waschen, putzen und zerkleinern. Schalotten schälen, fein hacken, mit Essig, Honig, Öl, Salz und Pfeffer in eine große Schüssel geben. Grünkohl unterheben und gut abgedeckt über Nacht im Kühlschrank ziehen lassen. Zum Servieren auf einen Teller geben und mit Granatapfelkernen, gerösteten Pinienkerne und Parmesan garnieren (nach www.womenshealth.de).

i Es ist wichtig, den Grünkohl roh zu marinieren und ziehen zu lassen, damit er leichter verdaulich wird, z. B. mit einer Marinade mit Sojasoße. Sehr gut schmeckt ein Grünkohlsalat mit Sojasoßen-Dressing mit Rosinen und Schafskäse. Er soll so viel Kalzium enthalten wie 3 Gläser Milch!

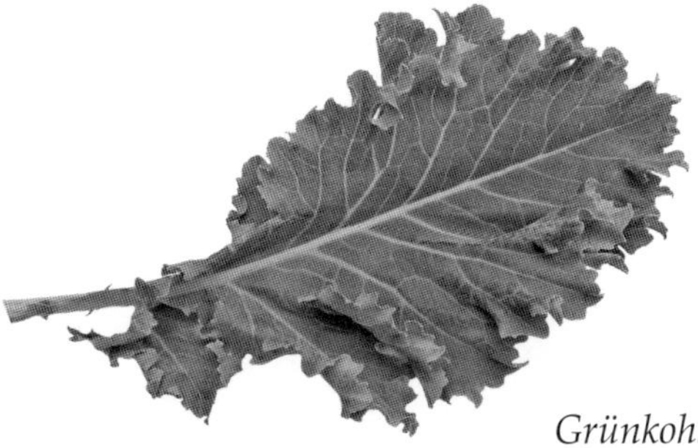

Grünkohlblatt

Wildkräuterpesto

Zutaten (für 4 Portionen)

2 Handvoll Kräuter (Petersilie, Bärlauch, auch in Kombination mit Basilikum)
2 EL Pinienkerne, geröstet, alternativ Cashewkerne
2 Knoblauchzehen
2 EL Parmesan, gerieben
1/8 Liter Olivenöl (ggs. mehr, es soll eine geschmeidige, leicht grobe Paste entstehen)
Salz, Pfeffer

Zubereitung

Kräuter waschen und trocken tupfen, Pinienkerne rösten, Knoblauchzehen zerdrücken, alles im Mörser zerreiben, nach und nach Olivenöl zugeben, am Ende Parmesan unterrühren.

Petersilie mit Knoblauch und Zitrone

Ein leckerer Dipp – zum Brot oder auf der Pasta – ist eine Mischung aus gehackter Petersilie, gepresstem Knoblauch, in feine Ringe geschnittenen Frühlingszwiebeln, alles mit Zitronensaft beträufelt.

Ein besonderes Plus: Das Eisen der Petersilie, die zudem besonders viel Chlorophyll enthält, wird durch den Zitronensaft besonders gut aufgenommen.

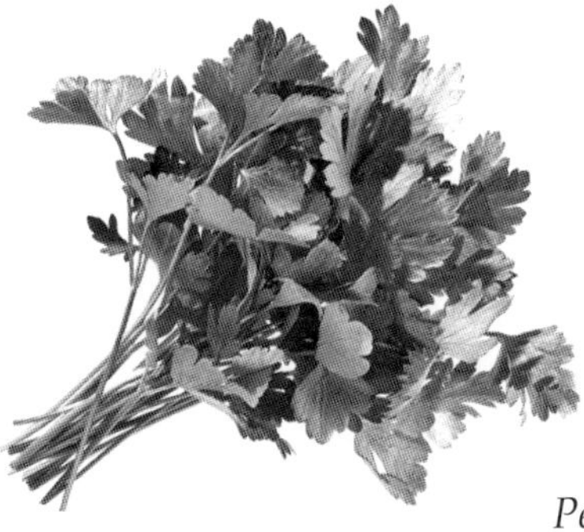

Petersilie

Hummus

Zutaten (für 4–6 Portionen)

1 Glas oder 1 kleine Dose Kichererbsen
2 EL Tahin
Saft einer großen Zitrone
1 Knoblauchzehe, gepresst
2 TL Olivenöl
½ TL Salz
½ TL Cumin
2–3 TL Wasser
Paprikapulver und Olivenöl zum Garnieren

Zubereitung

Das Tahin mit dem Zitronensaft verrühren. Olivenöl, Knoblauch und Salz etwa 1 Minute pürieren. Kichererbsen dazugeben und pürieren, bis die Masse keine Stücke mehr enthält. Tahin unterrühren, abschmecken und mit Paprika und Olivenöl anrichten.

Feigenmus mit Mandeln

Zutaten (für 4 Portionen)

100 g getrocknete Feigen
30 g geriebene Mandeln
Zimt

Zubereitung

Die Feigen mit Wasser bedecken, mindestens 1 Stunde einweichen lassen und mit etwas Einweichwasser pürieren. Die geriebenen Mandeln mit dem Feigenmus vermischen, bis eine streichfähige Paste entsteht. Zum Schluss das Mus mit Zimt abschmecken.
Dieser Aufstrich ist ca. 1 Woche im gut verschlossenen Glas im Kühlschrank haltbar.

Grüne Smoothies

Die folgenden drei Rezepte dürften als besonders „knochengesund" gelten. Bei der Zubereitung sollten Sie darauf achten, vom Grünkohl den Strunk zu entfernen; sonst wird der Geschmack zu dominant. Grünkohl passt nicht gut zu Staudensellerie oder Ingwer – er braucht immer weiche und vollmundige Früchte als aromatische Gegenspieler.

Grundsätzlich gilt beim Kreieren von Smoothies aber: Man kann seiner Phantasie freien Lauf lassen und sollte auf den eigenen Geschmack hören. Die Rezepte verstehen sich als Inspiration und können natürlich angepasst werden, z. B. durch mehr Grünes oder mehr Früchte oder auch mehr Wasser.[6]

Zubereitung

Alle Zutaten in den Mixer geben und so lange pürieren, bis keine Stücke mehr enthalten sind.

---

[6] Die drei Rezepte für die grünen Smoothies wurden uns freundlicherweise von der Berliner Firma Grüne Smoothies GmbH für dieses Buch zur Verfügung gestellt (www.gruenesmoothies.de).

„I love Kale“

Zutaten (ca. 1 Liter)

2 Handvoll Grünkohl ohne Strunk
1 Handvoll Spinat
1 Banane
1 Avocado
1 Orange
1 Kaki
ca. 300 ml Wasser

Tropikale

Zutaten (ca. 1 Liter)

5–6 Blätter Grünkohl ohne Strunk
1 Handvoll Postelein oder Salat
1 große Banane
1 Apfel
1/2 Mango
1/3 Ananas
1/8 Zitrone
ca. 300 ml Wasser

Grüne Himbeere

Zutaten (ca. 1 Liter)

7 Blatt Grünkohl ohne Strunk
7 Blatt Feldsalat
125 g Himbeeren (frisch oder tiefgefroren)
2 reife Äpfel oder Birnen
1 Banane
1 kleine Handvoll Rosinen oder Datteln (möglichst Rohkost)
Saft von ¼ Zitrone
ca. 500 ml Wasser

Unter www.gruenesmoothies.de finden Sie zahlreiche Rezepte und Anregungen.

* * *

Weitere gesunde Rezepte finden Sie auch in unseren Ratgebern:

A. Paul, S. Bosmann: Vegetarisch vollwertig kochen. Essen: KVC Verlag 2013

A. Kerckhoff, D. Schimpf: Die Heilkraft der Gewürze. Essen: KVC Verlag 2015

S. Kumar, S. Geisler: Heilsame indische Küche. Essen: KVC Verlag 2015

Die Autorin

Dr. Annette Kerckhoff, BSc Komplementärmedizin und European Master of Health Promotion, Lehrbeauftragte für naturheilkundliche Selbsthilfestrategien, Phytotherapie und Medizingeschichte, ist seit fast zwei Jahrzehnten auf die laienverständliche Vermittlung von Gesundheitswissen und Selbsthilfemaßnahmen spezialisiert. Sie hat zahlreiche Ratgeber und Patienteninformationen geschrieben und arbeitet für die Carstens-Stiftung : Natur und Medizin. Annette Kerckhoff hat diverse nebenberufliche Lehraufträge an der Hochschule für Gesundheit & Sport, Technik & Kunst (Berlin und Ismaning) und der Hochschule Coburg.

Die Autoren

Dr. Michael Elies ist seit 1986 in eigener Praxis als Facharzt für Allgemeinmedizin, Naturheilverfahren, Akupunktur und Homöopathie niedergelassen. Praxisschwerpunkt ist die komplementäre Schmerztherapie. Er ist seit 1989 Lehrbeauftragter für Geschichte und Entwicklung der Homöopathie an der Heinrich-Heine-Universität

Düsseldorf und seit 1991 Mitglied der Arzneimittelkommission D beim BfArM (früher BGA) Bonn. Dr. Elies ist langjähriger Dozent der Deutschen Ärztegesellschaft für Akupunktur (DÄGfA), von der er 1989 den Dr. Bachmann-Preis erhielt. Er ist Autor zahlreicher Fachbücher und Ratgeber und seit vielen Jahren beratender Arzt von Carstens-Stiftung : Natur und Medizin.

Dr. Eckard Krüger, M.Sc., Facharzt für Allgemeinmedizin mit Zusatzqualifikationen Geriatrie, Naturheilverfahren, Homöopathie und Rettungsdienst, ist Chefarzt der Abteilung für Akutgeriatrie und Frührehabilitation an der Klinik Naila in Oberfranken. Er ist in achtsamkeitsbasierten Therapieansätzen (Achtsamkeitsbasierte Verhaltenstherapie, Achtsamkeitsbasierte Stressbewältigung) ausgebildet und als Dozent und Ausbilder in der Gesellschaft für Idiolektik und Gesprächsführung. Achtsamkeit und Idiolektik sind auch Inhalte seiner Publikationen.

Die Buchreihe *Was tun bei ...* im KVC Verlag

Alkoholabhängigkeit – Homöopathie und Komplementärmedizin (2011)

Colitis ulcerosa und Morbus Crohn – Naturheilkunde und Integrative Medizin (3. Aufl. 2014)

Demenz – Vorbeugung und Selbsthilfe (2014)

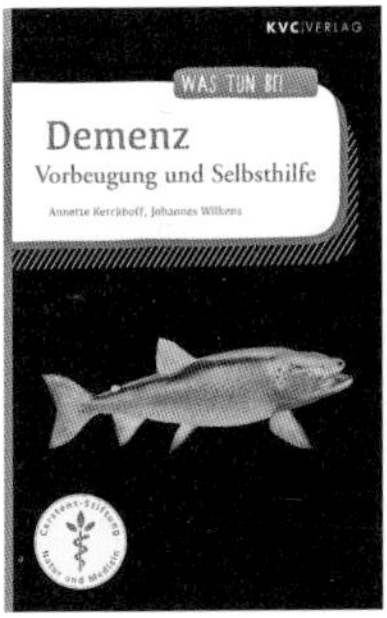

Depression – Homöopathie und Komplementärmedizin (2013)

Diagnose Krebs – Homöopathie und Schüßler Salze (2013)

Endometriose – Homöopathie und Komplementärmedizin (2011)

Heilfasten (2010)

Heuschnupfen (2005)

Kopfschmerzen von Kindern (2007)

Mittelohrentzündung (2004)

Nasennebenhöhlenentzündung (2004)

Osteoporose – Vorbeugung und Selbsthilfe (2015)

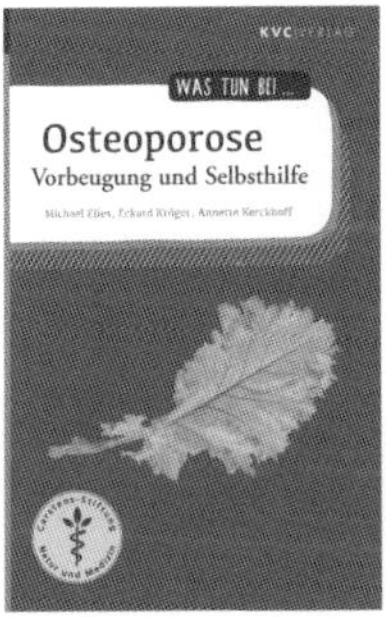

Parkinson – Selbsthilfe und Komplementärmedizin (2009)

Prüfungsangst – Akupunktur und Naturheilkunde (2010)

Raucherentwöhnung (2. Aufl. 2014)

Rheuma – Naturheilkundliche Therapie (2. Aufl. 2014)

Schlaganfall – Vorbeugung und Nachbehandlung (2. Aufl. 2015)

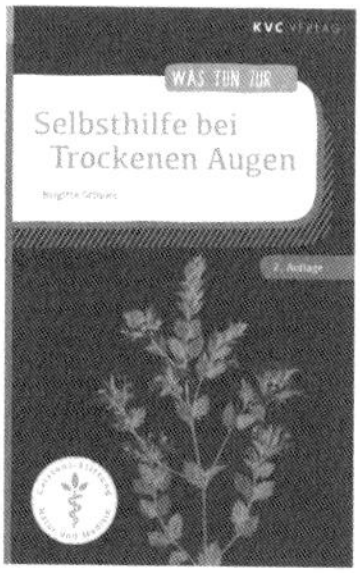

Selbsthilfe bei Trockenen Augen (2. Aufl. 2015)

Selbsthilfe bei Grauem Star und Altersweitsichtigkeit (2012)

Nebenwirkungen einer Krebstherapie – Naturheilkundliche Selbsthilfestrategien (2. Aufl. 2010)

Wundheilung nach Operationen (2. Aufl. 2014)

Carstens-Stiftung : Natur und Medizin Erforschen. Erklären. Erleben

Ob Pflanzenheilkunde, Homöopathie oder Blutegeltherapie – die Komplementärmedizin ist sehr vielseitig.

Wichtig dabei ist, genau zu wissen, welches Therapieverfahren bei welchen Krankheiten helfen kann. Antworten auf Ihre Fragen zur Komplementärmedizin gibt die Carstens-Stiftung : Natur und Medizin. Die Stiftung setzt sich dafür ein, dass Naturheilkunde und Homöopathie in der Medizin stärker verankert werden.

Ihren Auftrag, Forschungsarbeiten zu veröffentlichen und ihre Ergebnisse verständlich aufzubereiten, nimmt die Stiftung sehr ernst. Dazu wurde 1998 der KVC Verlag gegründet und auf diesem Weg ein individuelles Profil für die Veröffentlichungen geschaffen.

Um Forschung zu fördern und Patienten fundiert beraten zu können, ist die Stiftung auf die Unterstützung ihrer Fördermitglieder angewiesen. Eine Mitgliedschaft bei Natur und Medizin e. V. lohnt sich: Schon ab 36 Euro im Jahr erhalten Sie die sechsmal im Jahr erscheinende Mitgliederzeitschrift, ein exklusives Ratgeberangebot und einen Recherche-Service zu individuellen Indikationen und Therapiemöglichkeiten.

Weitere Informationen unter:
Carstens-Stiftung : Natur und Medizin,
Am Deimelsberg 36, 45276 Essen,
Tel: 0201/56305 70, www.naturundmedizin.de